脳トレ漢字クイズ

知性とひらめきを磨く！

つちや書店

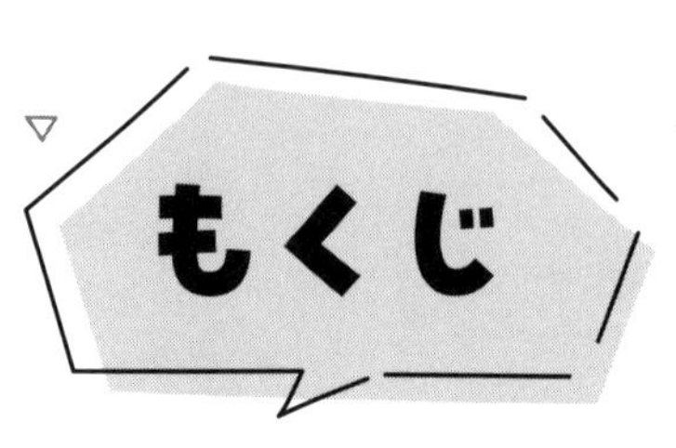
もくじ

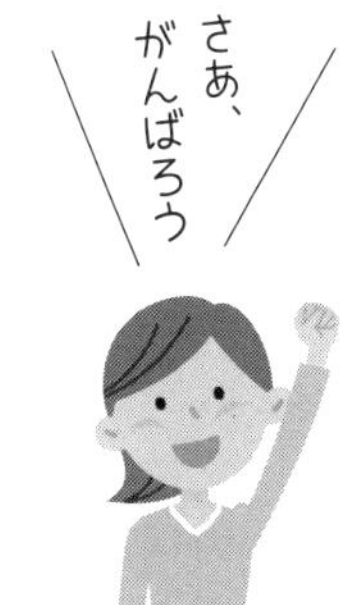
さあ、
がんばろう

飽きずに解ける
14パターン全582問！

POINT 1
書いて答えて脳を活性化！

答えが分かっているつもりでも、実際に書いてみようとするとなかなか難しいものです。手を動かして脳を刺激しましょう。

POINT 2
次のページで簡単答え合わせ！

巻末の答えのページを探さなくても、ページをめくれば答えを確認することができます。手間いらずで、すき間時間に気楽に取り掛かることができます。

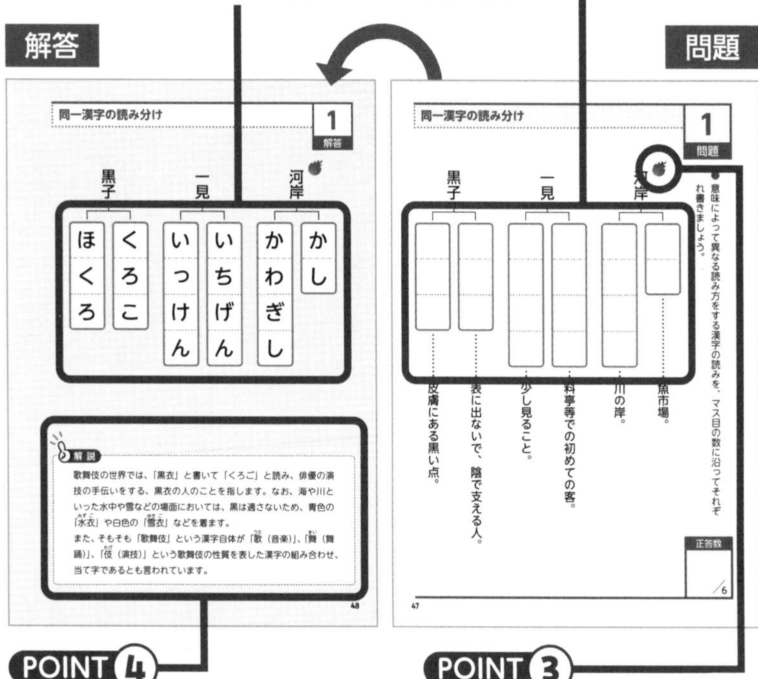

POINT 3
難問マーク！

難しい問題にはこのマークがついています。マークの数だけ難易度もアップ。解けるか腕試しをしてみましょう。

POINT 4
解説で深まる理解！

語源や意味など、答えとなる漢字や熟語について分かりやすく解説されています。楽しみながら知識を身につけることができます。

送り仮名どっち？

1 問題

●正しい送り仮名を示しているほうの□に、✓を書きましょう。

□唆す　□唆かす

□調る　□調える

□調る　□調べる

□滑る　□滑べる

□承わる　□承る

□患う　□患らう

□儚い　□儚ない

□紛わしい　□紛らわしい

□柔かい　□柔らかい

正答数　／9

送り仮名どっち？

1 解答

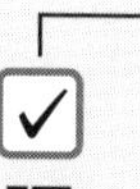

- ☑ 唆す　☐ 唆かす　（正答）そそのか・す
- ☐ 調る　☑ 調える　（正答）ととの・える
- ☐ 調る　☑ 調べる　（正答）しら・べる
- ☑ 滑る　☐ 滑べる　（正答）すべ・る
- ☐ 承わる　☑ 承る　（正答）うけたまわ・る
- ☑ 患う　☐ 患らう　（正答）わずら・う
- ☑ 儚い　☐ 儚ない　（正答）はかな・い
- ☐ 紛わしい　☑ 紛らわしい　（正答）まぎ・らわしい
- ☐ 柔かい　☑ 柔らかい　（正答）やわ・らかい

送り仮名どっち？

2 問題

●正しい送り仮名を示しているほうの□に、✓を書きましょう。

- □欺く　□欺むく
- □憤おる　□憤る
- □覆えす　□覆す
- □企る　□企てる
- □被むる　□被る
- □甚だしい　□甚しい
- □忌しい　□忌まわしい
- □葬むる　□葬る
- □貪る　□貪ぼる

正答数

／9

送り仮名どっち？

2 解答

- ☑ 欺く　□ 欺むく　（正答）あざむ・く
- □ 憤おる　☑ 憤る　（正答）いきどお・る
- □ 覆えす　☑ 覆す　（正答）くつがえ・す
- □ 企る　☑ 企てる　（正答）くわだ・てる
- □ 被むる　☑ 被る　（正答）こうむ・る
- ☑ 甚だしい　□ 甚しい　（正答）はなは・だしい
- □ 忌しい　☑ 忌まわしい　（正答）い・まわしい
- □ 葬むる　☑ 葬る　（正答）ほうむ・る
- ☑ 貪る　□ 貪ぼる　（正答）むさぼ・る

送り仮名どっち？

3 問題

● 正しい送り仮名を示しているほうの□に、✓を書きましょう。

□ 潔い　□ 潔よい

□ 著るしい　□ 著しい

□ 穏やか　□ 穏か

□ 健やか　□ 健か

□ 誉まれ　□ 誉れ

□ 専っぱら　□ 専ら

□ 秀でる　□ 秀いでる

□ 賄う　□ 賄なう

□ 瞬く　□ 瞬たく

正答数

／9

送り仮名どっち？

3 解答

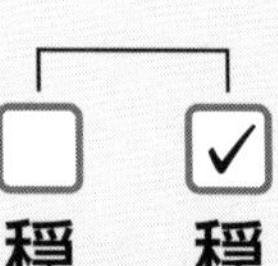
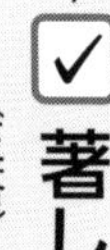
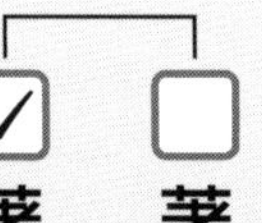
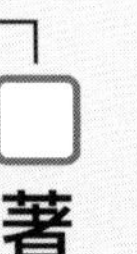
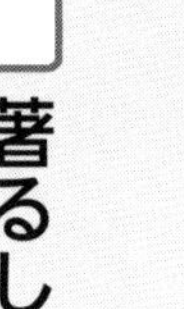

- ☑ 潔い
- ☐ 潔よい

（正答）いさぎよ・い

- ☐ 著るしい
- ☑ 著しい

（正答）いちじる・しい

- ☑ 穏やか
- ☐ 穏か

（正答）おだ・やか

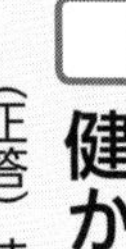
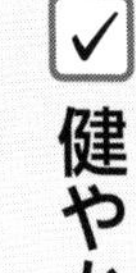
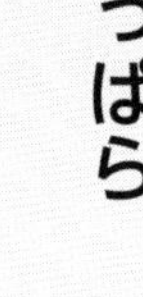

- ☑ 健やか
- ☐ 健か

（正答）すこ・やか

- ☐ 誉まれ
- ☑ 誉れ

（正答）ほま・れ

- ☐ 専っぱら
- ☑ 専ら

（正答）もっぱ・ら

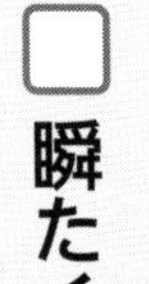
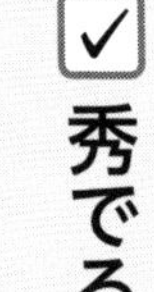

- ☑ 秀でる
- ☐ 秀いでる

（正答）ひい・でる

- ☑ 賄う
- ☐ 賄なう

（正答）まかな・う

- ☑ 瞬く
- ☐ 瞬たく

（正答）またた・く

送り仮名どっち？

4 問題

●正しい送り仮名を示しているほうの□に、✓を書きましょう。

□慌ただしい　□慌だしい

□遮ぎる　□遮る

□携さえる　□携える

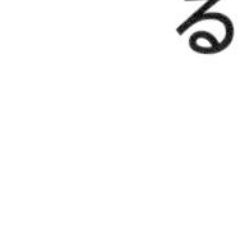

□滞る　□滞おる

□免れる　□免がれる

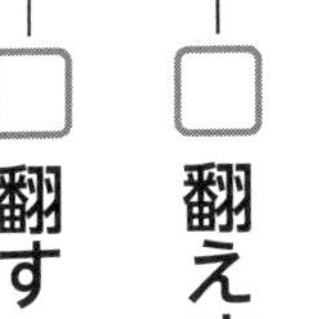

□翻えす　□翻す

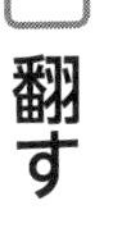

□煩らわす　□煩わす

□赴く　□赴むく

□蘇える　□蘇る

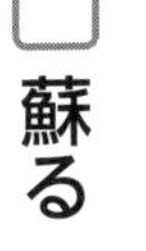

正答数

／9

送り仮名どっち？

4 解答

- ☑ 慌ただしい
- ☐ 慌だしい

（正答）あわ・ただしい

- ☐ 遮ぎる
- ☑ 遮る

（正答）さえぎ・る

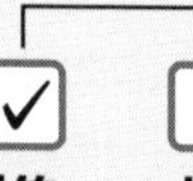

- ☐ 携さえる
- ☑ 携える

（正答）たずさ・える

- ☑ 滞る
- ☐ 滞おる

（正答）とどこお・る

- ☑ 免れる
- ☐ 免がれる

（正答）まぬが・れる

- ☐ 翻えす
- ☑ 翻す

（正答）ひるがえ・す

- ☐ 煩らわす
- ☑ 煩わす

（正答）わずら・わす

- ☑ 赴く
- ☐ 赴むく

（正答）おもむ・く

- ☐ 蘇える
- ☑ 蘇る

（正答）よみがえ・る

漢字の使い分け

1 問題

● 同じ読み方の異なる漢字を、□の中にそれぞれ書きましょう。

- □（あつ）いお茶を飲む
- 選手の層が□（あつ）い
- □（あつ）い病の床にふす

- 藤の□（つる）がのびる
- □（つる）を弓に張る

- 胃が□（いた）む
- 戦死者を□（いた）む
- 生魚が□（いた）む

- 折れた骨を□（つ）ぐ
- コップに水を□（つ）ぐ

正答数
／10

漢字の使い分け

1 解答

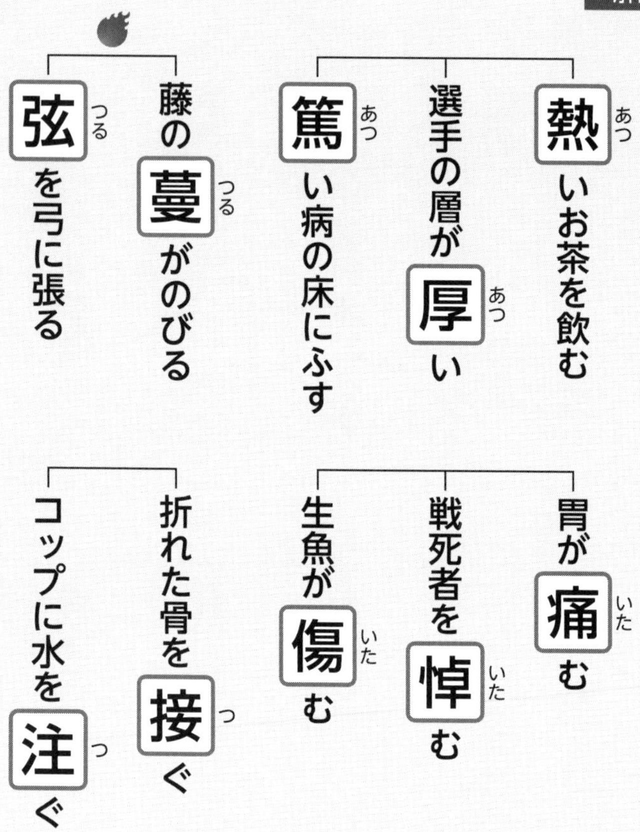

解説

「あつい友情」と書くとき、突発的な感情の高ぶりによる場合は「熱」、長く安定した付き合いの場合は「厚」、だんだんと深まっていく関係を表したい場合は「篤」、といったように、どの漢字を使うべきか意図的に使い分けることもできます。

2 問題

●同じ読み方の異なる漢字を、□の中にそれぞれ書きましょう。

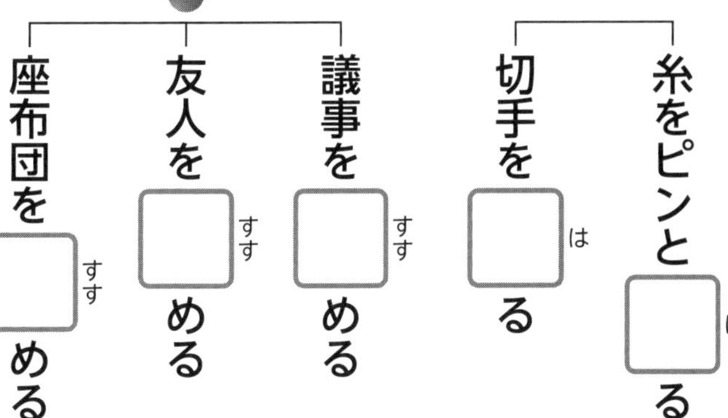

糸をピンと□(は)る

切手を□(は)る

議事を□(すす)める

友人を□(すす)める

座布団を□(すす)める

利益を追(つい)□(きゅう)する

犯人を追(つい)□(きゅう)する

真理を追(つい)□(きゅう)する

車を□(い)動(どう)させる

人事□(い)動(どう)を発令する

正答数

／10

漢字の使い分け 2 解答

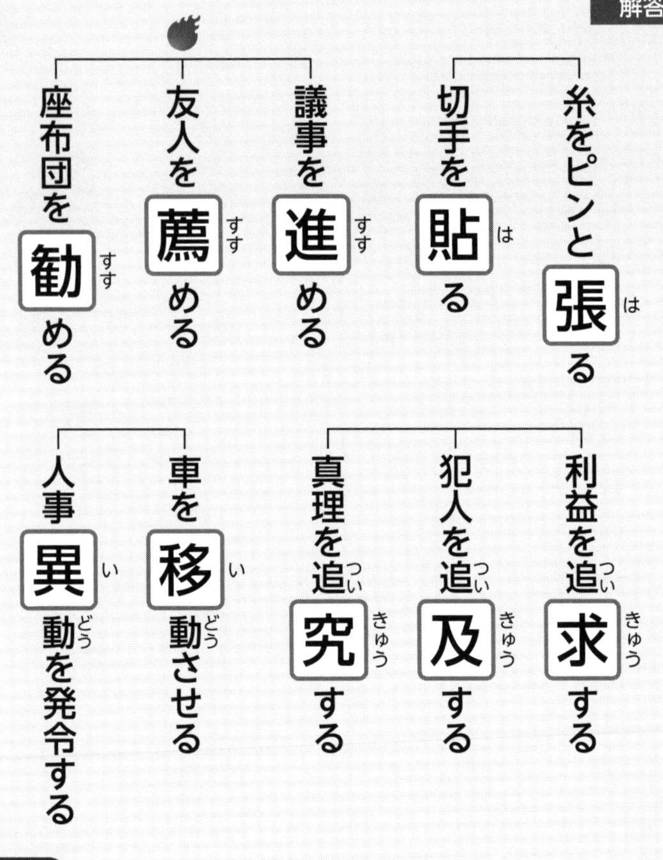

解説

「すすめる」の使い分けとしては、前方に移動する意では「進」を、他人の心を動かすように話す意では「勧」を、人物や物品をほめて採用するように話す意では「薦」を、上の立場の者が率先して何かをするようにはたらきかける意では「奨」を使用するため、使い分けに注意をしましょう。

3 問題

●同じ読み方の異なる漢字を、□の中にそれぞれ書きましょう。

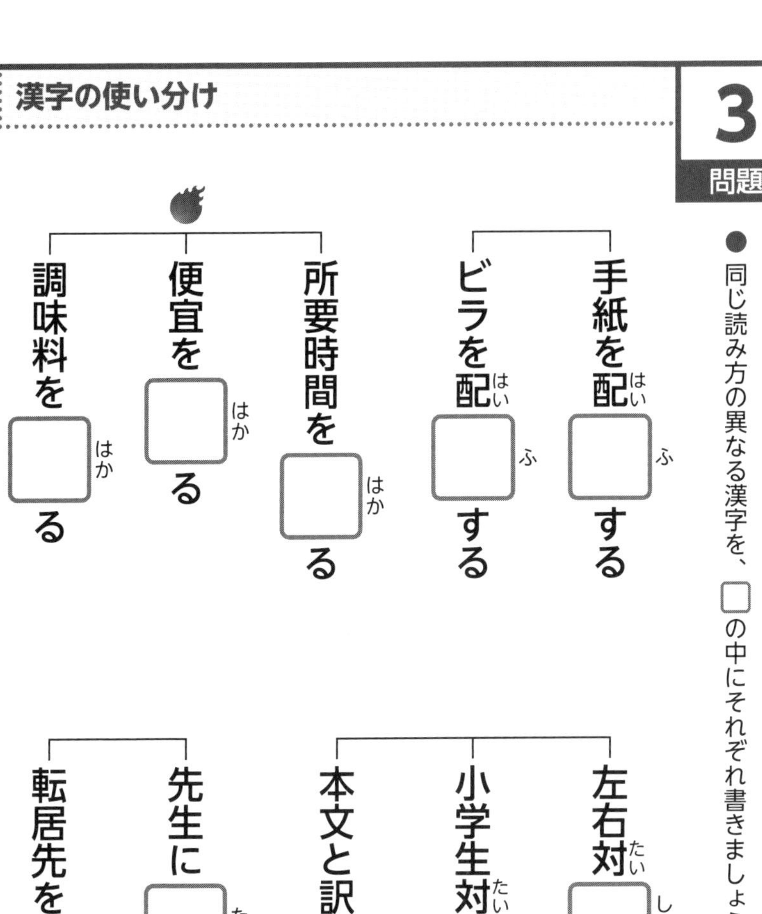

- 手紙を配（はい）□（ふ）する
- ビラを配（はい）□（ふ）する

- 所要時間を□（はか）る
- 便宜を□（はか）る
- 調味料を□（はか）る

- 左右対（たい）□（しょう）な絵
- 小学生対（たい）□（しょう）の大会
- 本文と訳を対（たい）□（しょう）する

- 先生に□（たず）ねる
- 転居先を□（たず）ねる

正答数　／10

漢字の使い分け

3
解答

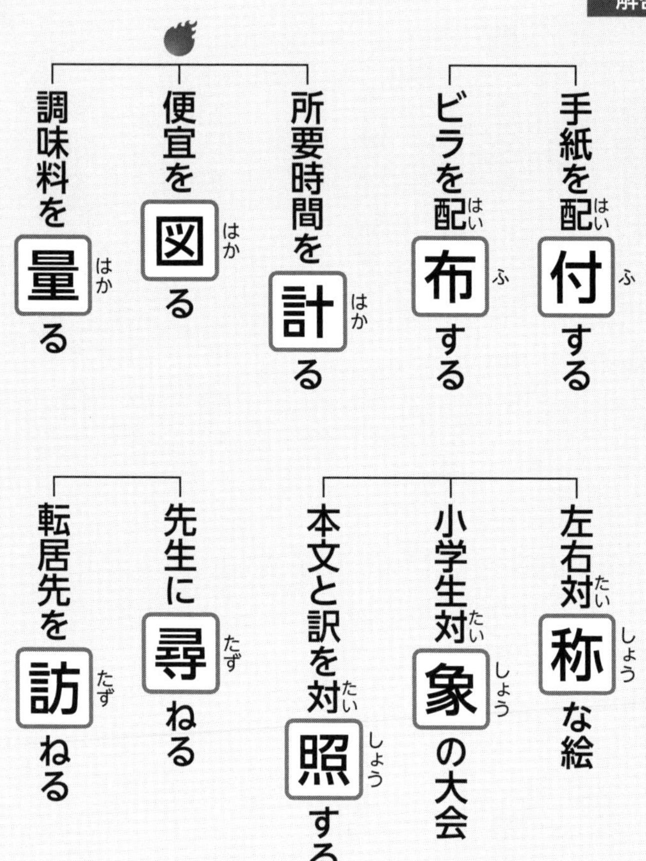

解説

「はいふ」は、特定する個人にくばってわたす意で「配付」を、不特定多数の人にくばって行きわたらせる意で「配布」を使用するため、使い分けに注意しましょう。

4 問題

●同じ読み方の異なる漢字を、□の中にそれぞれ書きましょう。

アンケートに□(かい)答(とう)する
テストの模範□(かい)答(とう)

国を□(おさ)める
予算内に□(おさ)める
税金を□(おさ)める

身元を□□(ほしょう)する
安全を□□(ほしょう)する
損害を□□(ほしょう)する

製造□(か)程(てい)を調べる
教育□(か)程(てい)を終える

正答数 ／10

漢字の使い分け

4 解答

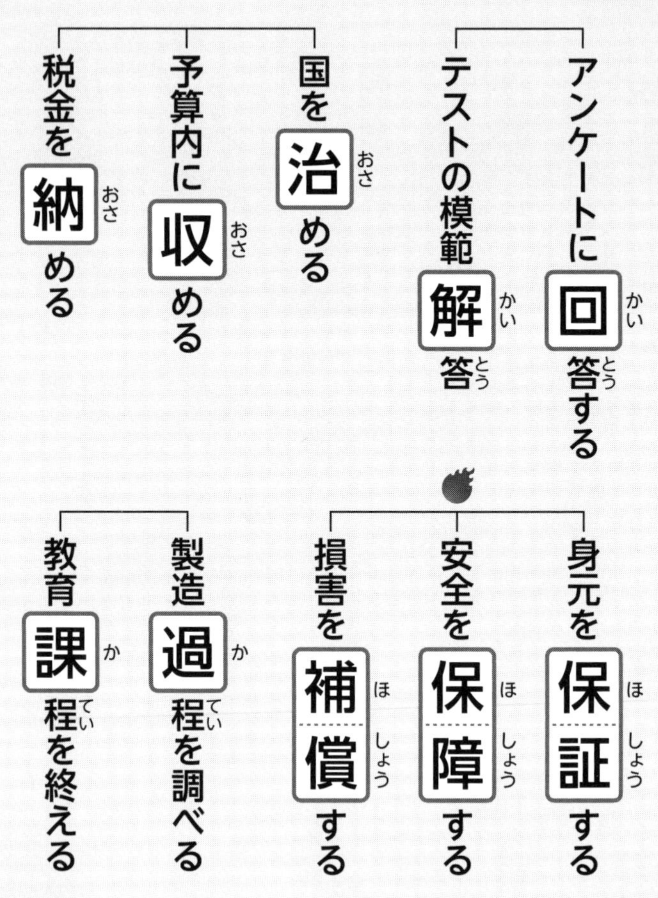

解説

「かいとう」の使い分けとして、質問や要求に対する答えの意で「回答」を、問題を解いて答えることの意で「解答」を使用するため、使い分けに注意しましょう。

5 問題

●同じ読み方の異なる漢字を、□の中にそれぞれ書きましょう。

法を改（かい）□（てい）する

本を改（かい）□（てい）する

家族□□（こうせい）

福利□□（こうせい）

悪の道からの□□（こうせい）

窓を□（かい）放（ほう）する

人質を□（かい）放（ほう）する

病人を□（かい）抱（ほう）する

芸術□（かん）賞（しょう）会

自然□（かん）賞（しょう）をする

正答数

／10

漢字の使い分け

5
解答

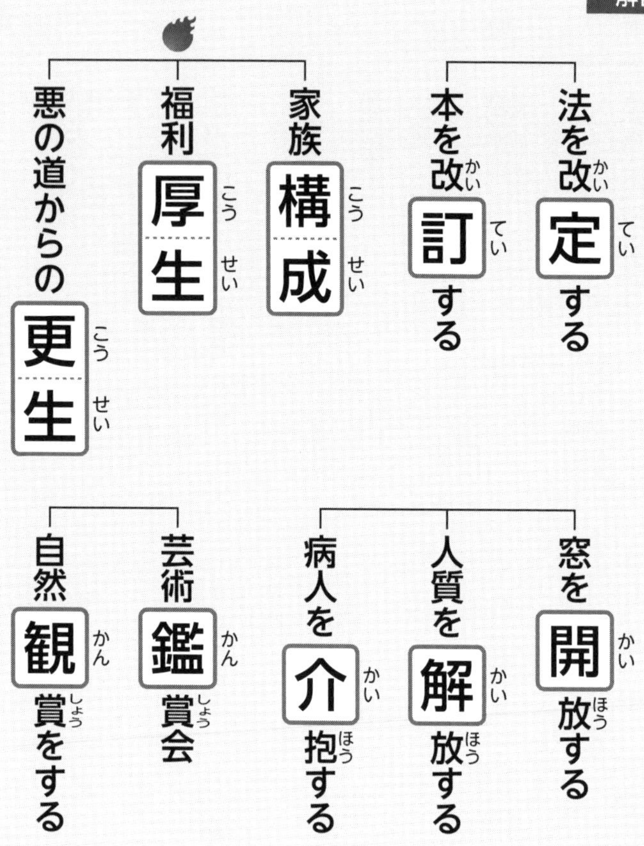

解 説

「かんしょう」の使い分けとしては、「鑑賞」は芸術作品などを味わって楽しむ意で、「観賞」は自然や草花などを眺めて楽しむ意で使用するため、使い分けに注意しましょう。

●同じ読み方の異なる漢字を、□の中にそれぞれ書きましょう。

- 犯人の特(とく)□(ちょう)を聞く
- 商品の特(とく)□(ちょう)を聞く

- 母の□(つと)め先を訪ねる
- 親の□(つと)めを果たす
- 学業に□(つと)める

- 絵画の□(せい)作(さく)
- 機械の□(せい)作(さく)
- 外交の□(せい)策(さく)

- 借金を□(せい)算(さん)する
- 経費を□(せい)算(さん)する

正答数

／10

6 解答

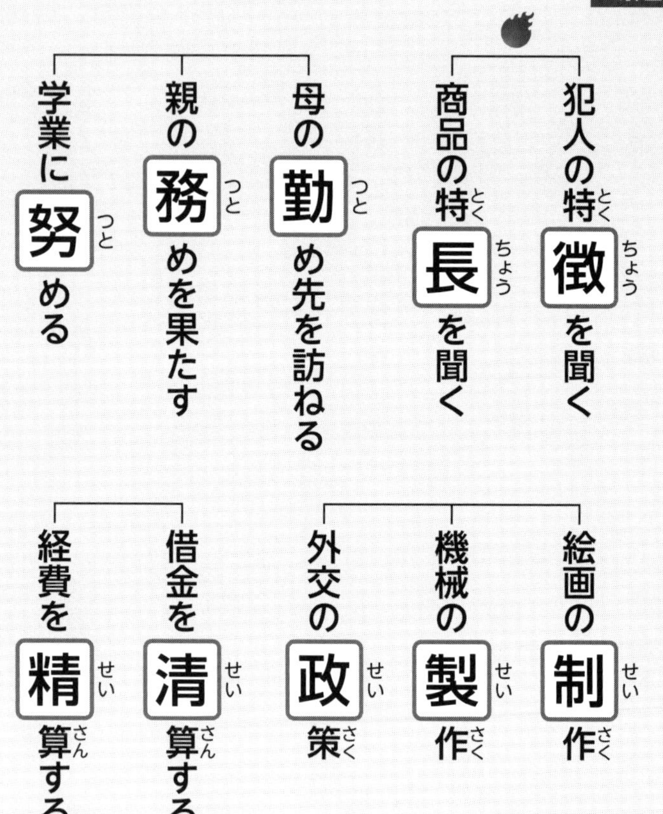

解説

「とくちょう」の使い分けとしては、ほかとくらべたときに特にめだつ点の意で「特徴」を、特別すぐれている点の意で「特長」を使用するため、使い分けに注意しましょう。

7 問題

● 同じ読み方の異なる漢字を、□の中にそれぞれ書きましょう。

緊急時の□(たい)避(ひ)所
□(たい)避(ひ)命令を下す

席が□(あ)く
戸が□(あ)く
□(あ)くなき探究心

いすの□(はし)にすわる
□(はし)を渡る
□(はし)をつける

身分□(しょう)明書
□(しょう)明をつける

正答数 ／10

漢字の使い分け

7 解答

緊急時の**待**避所
退避命令を下す

席が**空**く
戸が**開**く
飽くなき探究心

いすの**端**にすわる
橋を渡る
箸をつける

身分**証**明書
照明をつける

解説

「たいひ」の使い分けとしては、何かが通りすぎるのをさけて待つ意で「待避」を、危険をさけるために別の場所へ移るの意で「退避」を使用するため、使い分けに注意しましょう。

8
問題

● 同じ読み方の異なる漢字を、□の中にそれぞれ書きましょう。

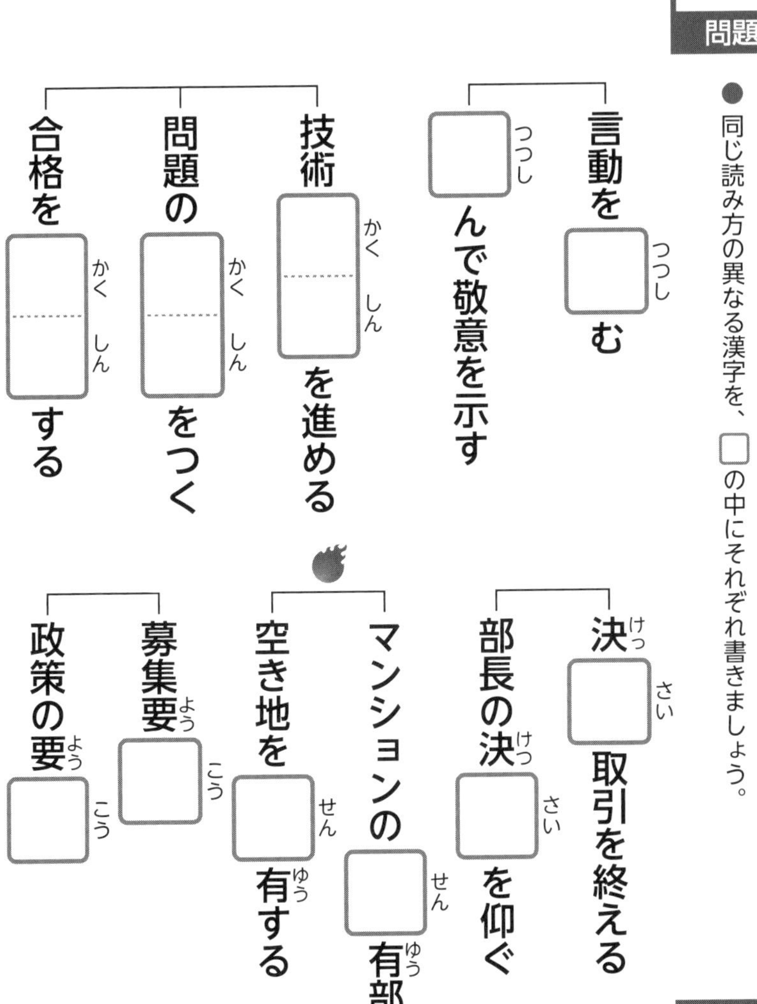

言動を□(つつし)む
□(つつし)んで敬意を示す

技術□□(かくしん)を進める
問題の□□(かくしん)をつく
合格を□□(かくしん)する

決(けっ)□(さい)取引を終える
部長の決(けっ)□(さい)を仰ぐ

マンションの□(せん)有(ゆう)部分
空き地を□(せん)有(ゆう)する

募集要(よう)□(こう)
政策の要(よう)□(こう)

正答数
／11

漢字の使い分け

8
解答

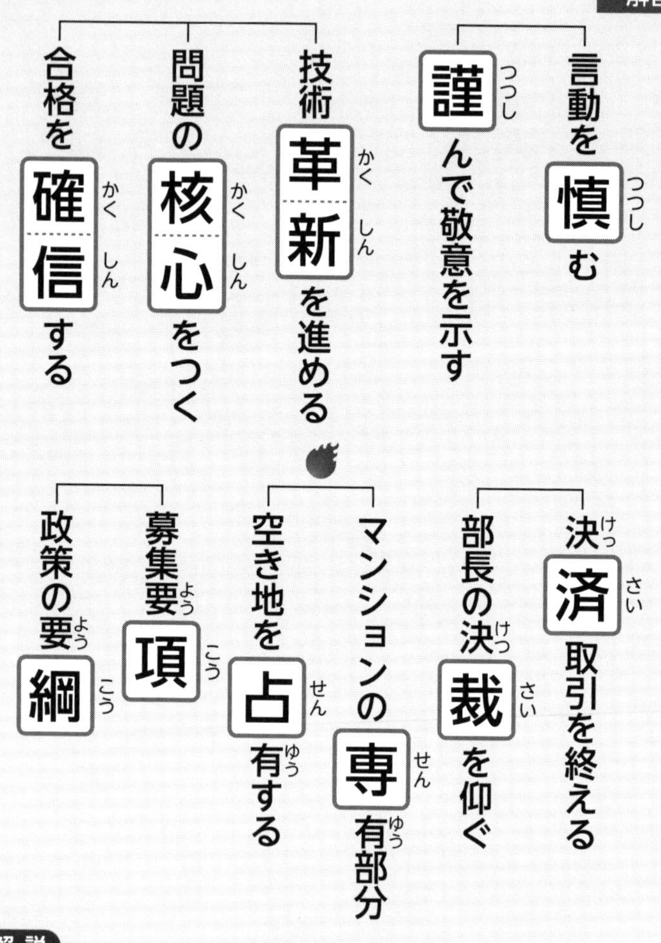

解 説

「せんゆう」は、不動産などのある部分を自分だけで所有する意で「専有」を、あるものを支配できる状態の意で「占有」を使用するため、使い分けに注意しましょう。

1
問題

●□に当てはまる漢字を書きましょう。

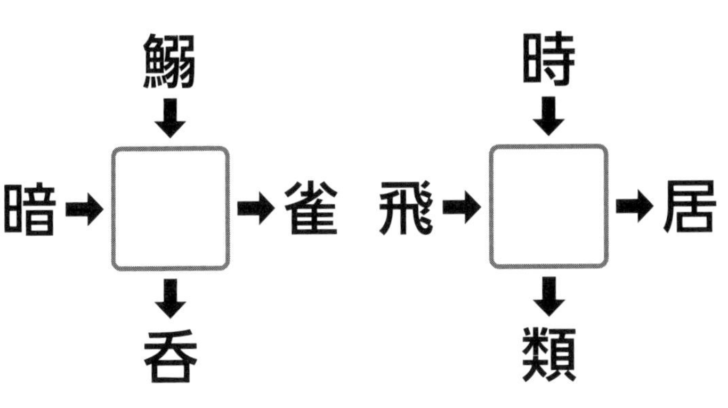

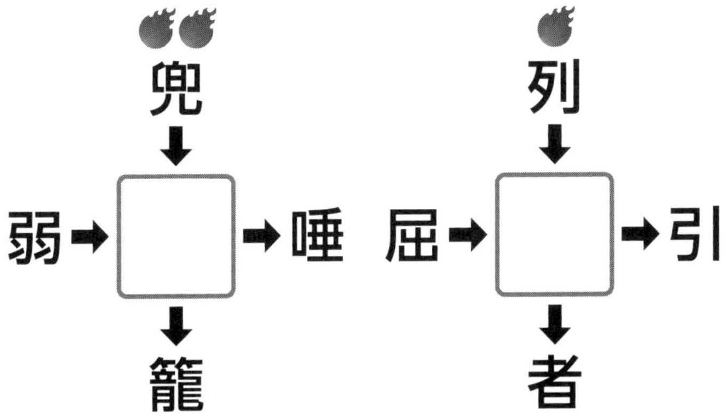

正答数
／4

和同開珎パズル

1 解答

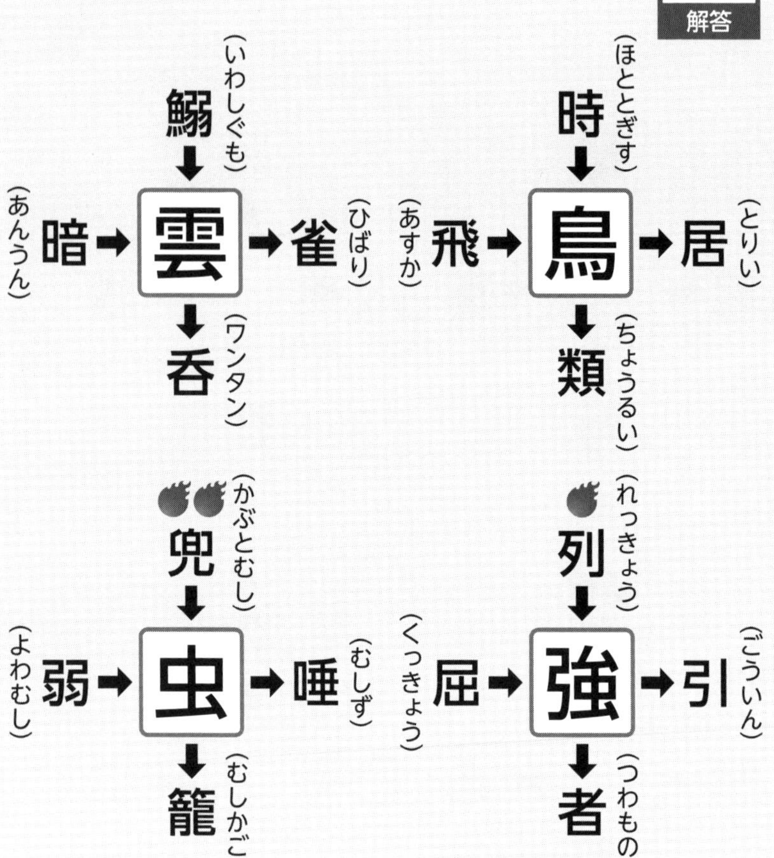

解説

「時鳥」は、「不如帰」、「子規」などの表記もあります。「鰯雲」は秋によく見られる雲です。「兜虫」は「甲虫」の表記もあります。「虫唾」は、「虫唾（虫酸）が走る」と使います。

2 問題

●□に当てはまる漢字を書きましょう。

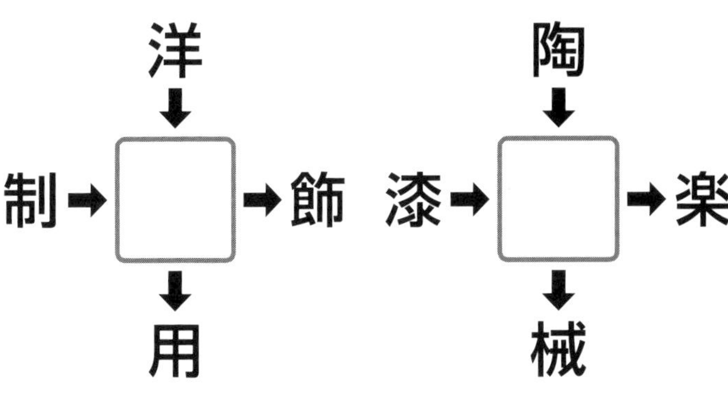

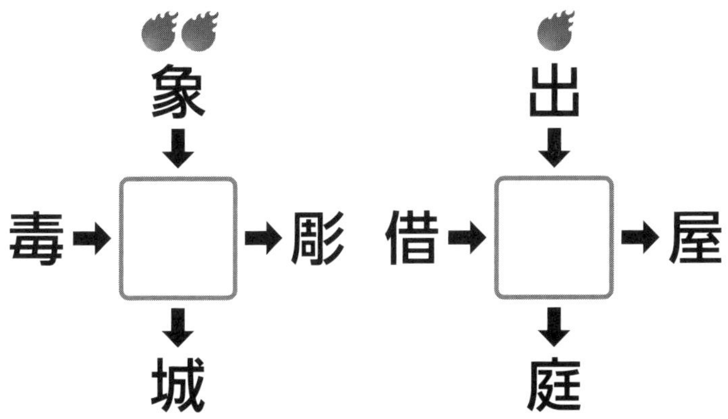

正答数

／4

和同開珎パズル

2 解答

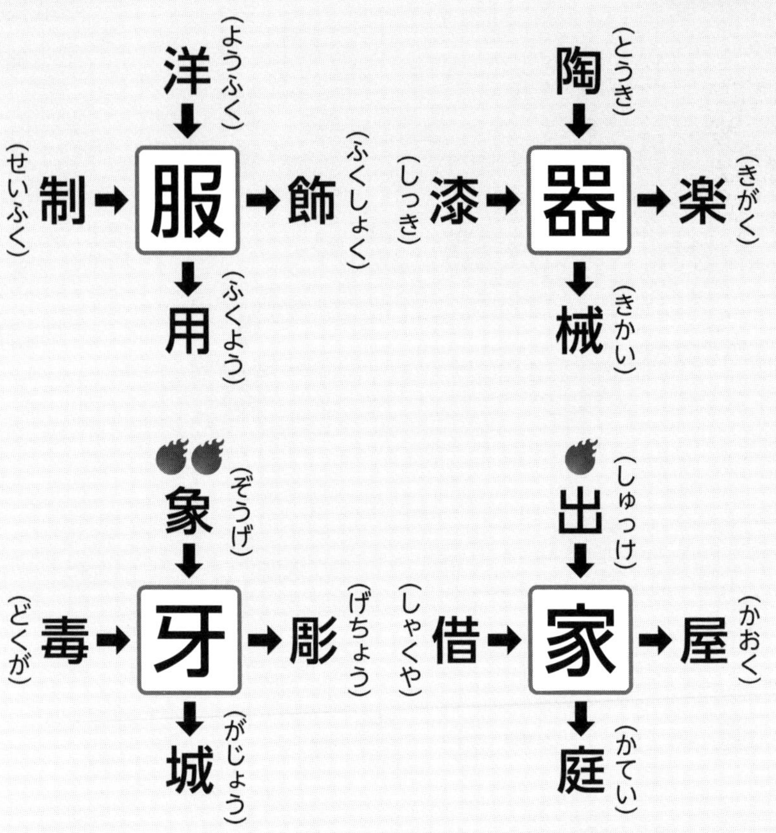

解説

「器械」は簡単な構造で小規模なものを、「機械」は動力によって動き、複雑な構造で大規模なものをいいます。そのほか、同じ読みをするものに「機会」があります。

3
問題

●□に当てはまる漢字を書きましょう。

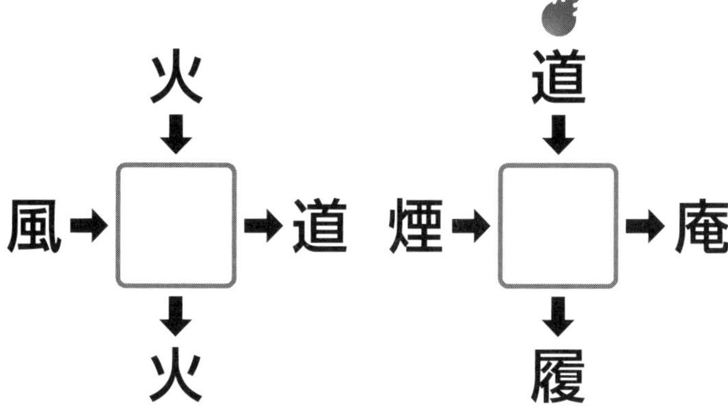

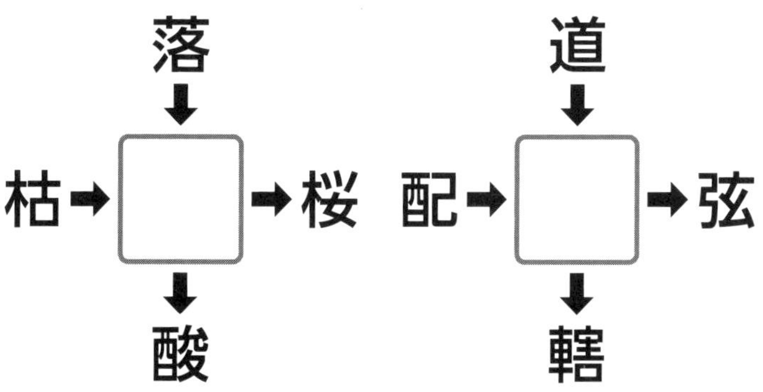

正答数

／4

和同開珎パズル

3
解答

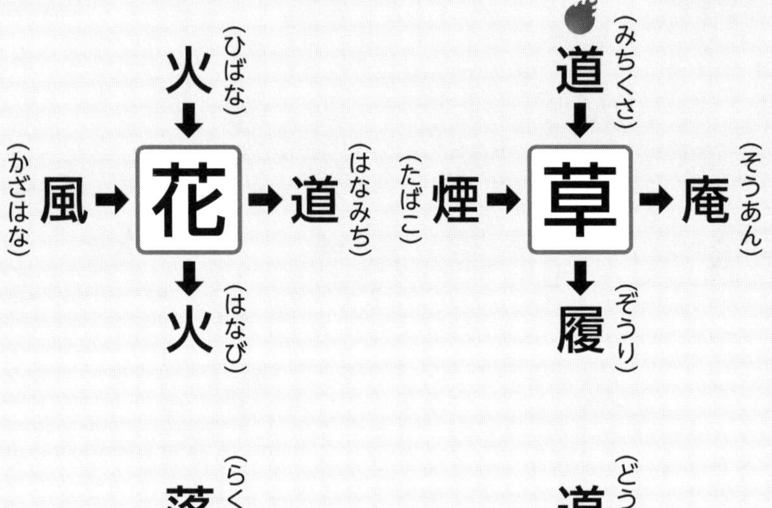

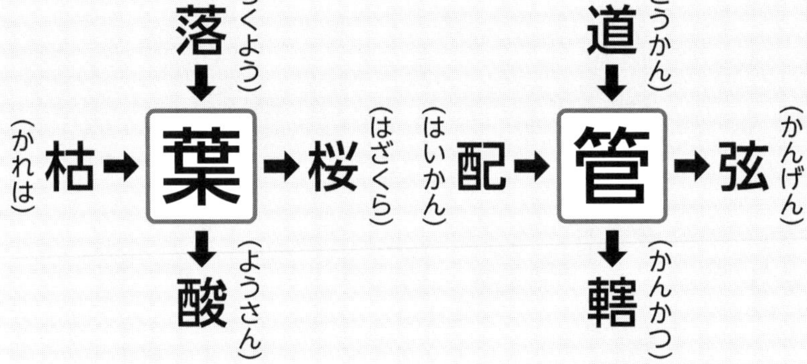

解説

「草庵」はわらぶき・かやぶきの粗末な家のこと、「風花」は晴れているのに風があって雪がちらちら降ること、「葉酸」はビタミンB群に属する栄養素です。

4
問題

●□に当てはまる漢字を書きましょう。

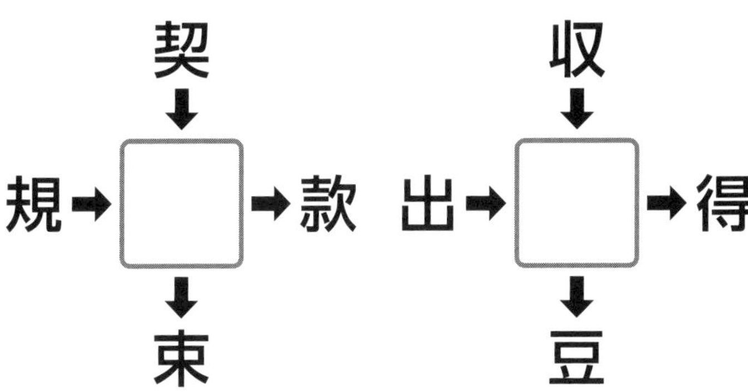

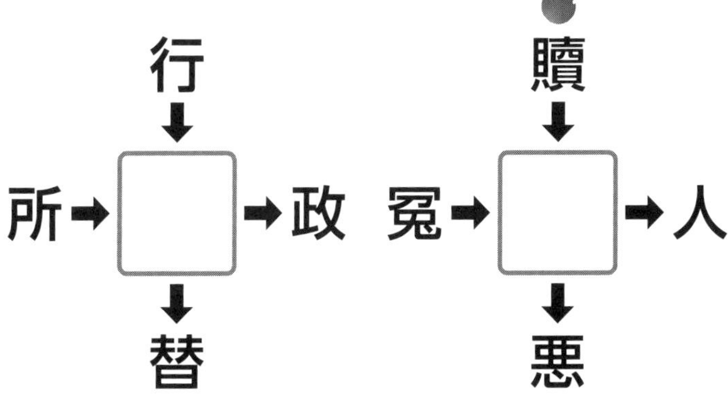

正答数

／4

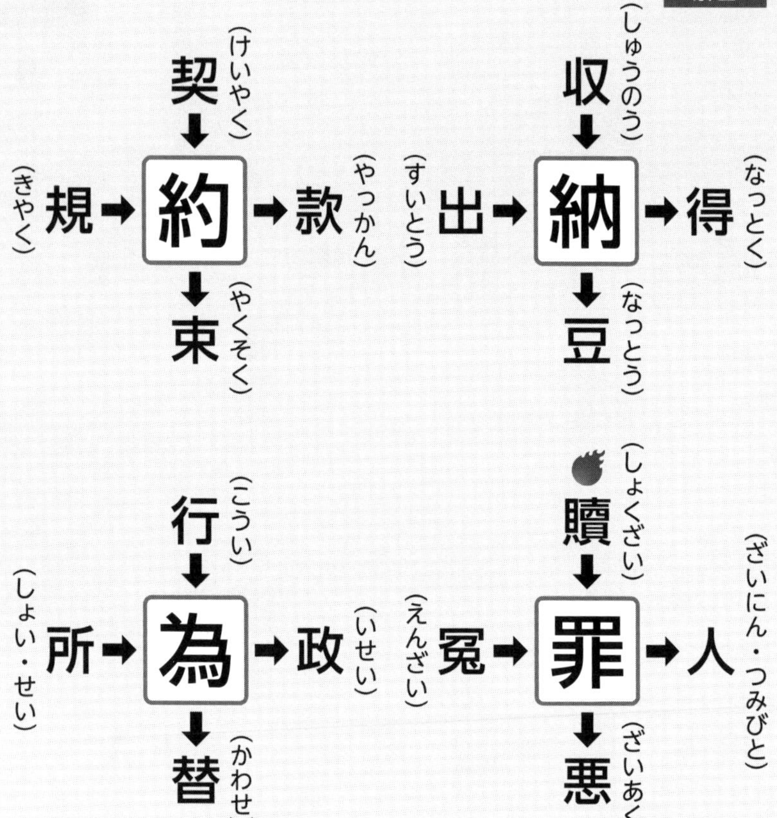

解説

「約款」とは多数の契約を定型的に処理するため企業などがあらかじめ作成した契約の条項。「贖罪」とは金や品物を出して、犯した罪をつぐなうこと。「所為（しょい）」とはふるまいのことをいい、「所為（せい）」はある原因の結果という意味です。

5 問題

●□に当てはまる漢字を書きましょう。

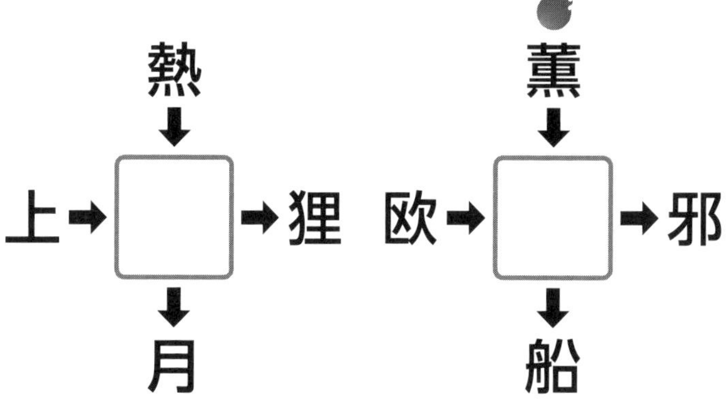

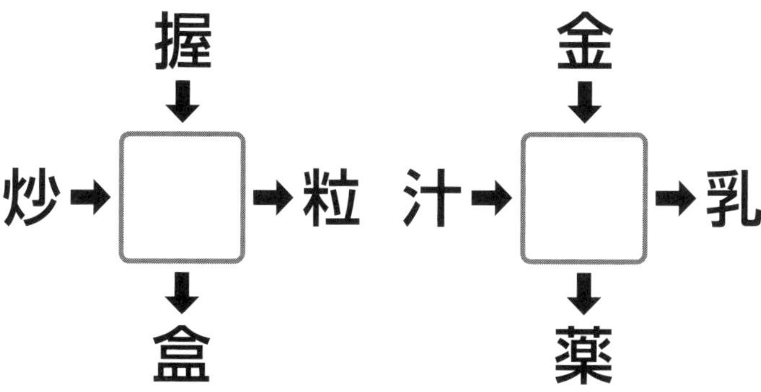

正答数

／4

和同開珎パズル

5 解答

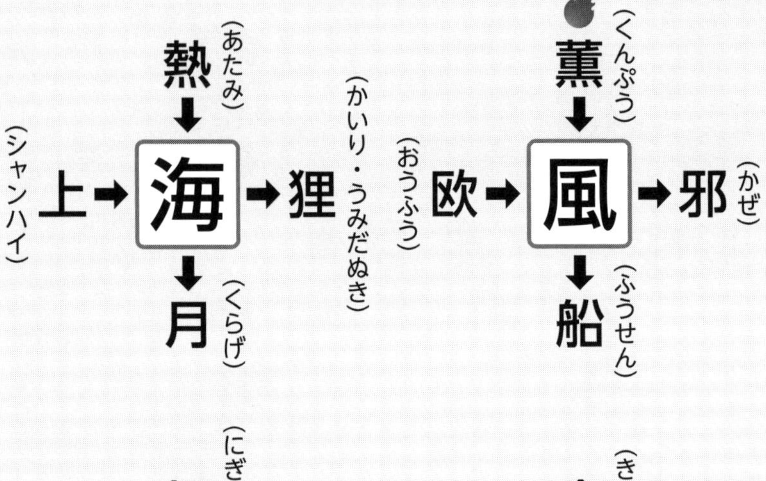

解説

「薫風」とは夏の初め頃に吹く心地よい風のことです。「熱海」は静岡県の伊豆半島北部にある市で、「海狸」は読み方が 2 つありますが、どちらもビーバーのことです。「飯盒」はキャンプなどでご飯を炊くのに使います。

6
問題

●□に当てはまる漢字を書きましょう。

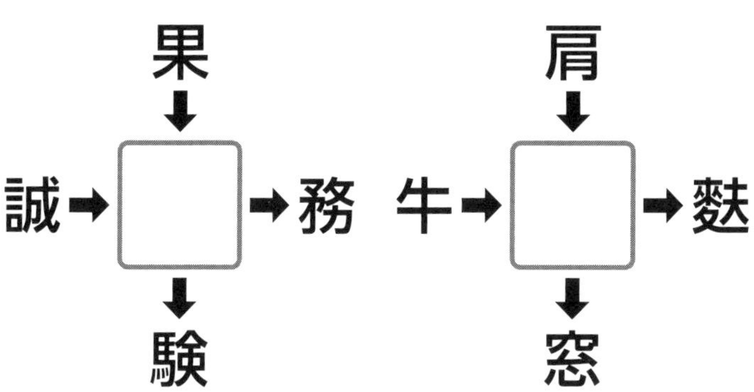

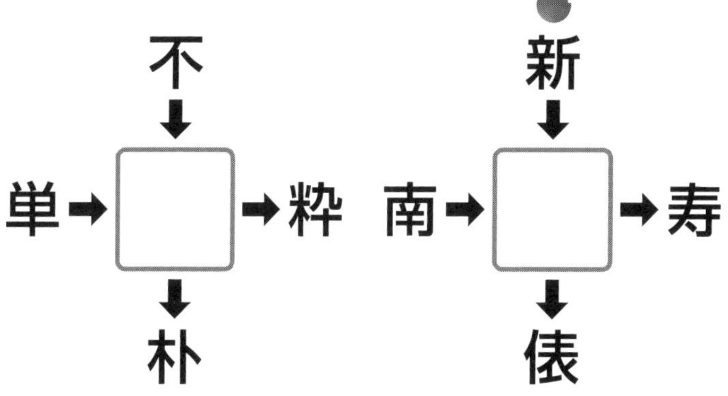

正答数

／4

和同開珎パズル

6 解答

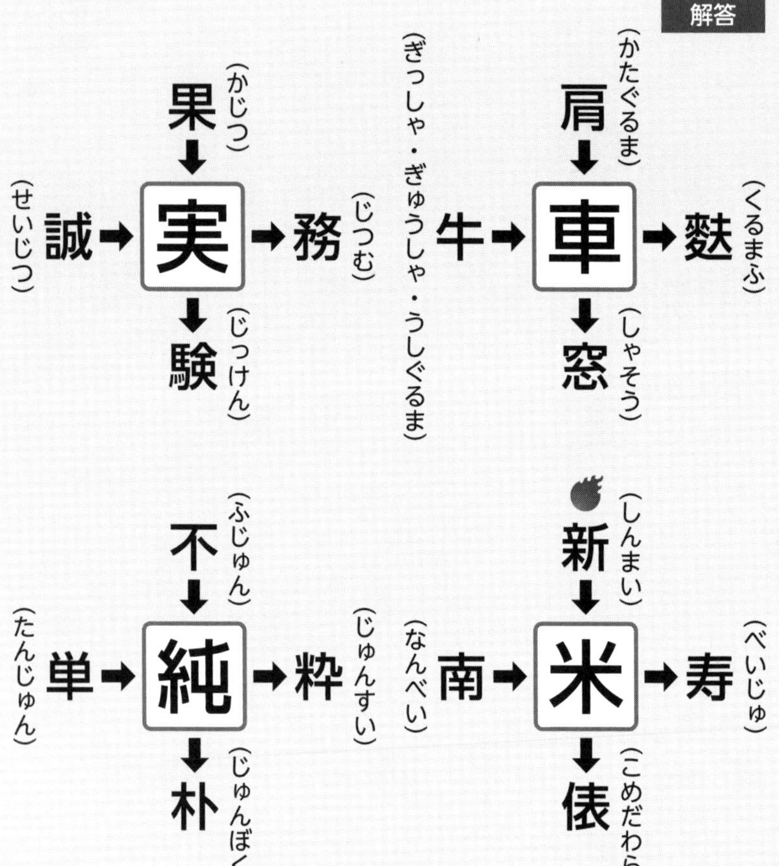

解説

「牛車」は「ぎっしゃ」と読むと、主として平安時代の貴族が乗った牛にひかせる車のことです。

7 問題

●□に当てはまる漢字を書きましょう。

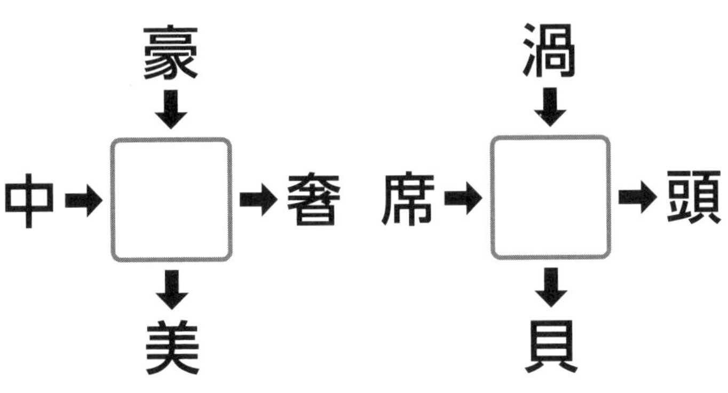

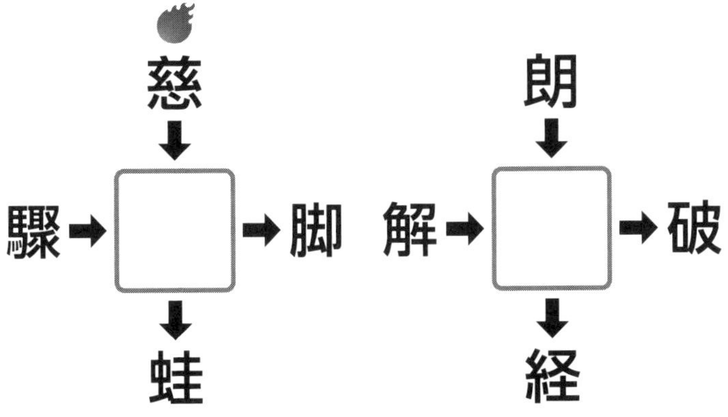

正答数

／4

和同開珎パズル

7 解答

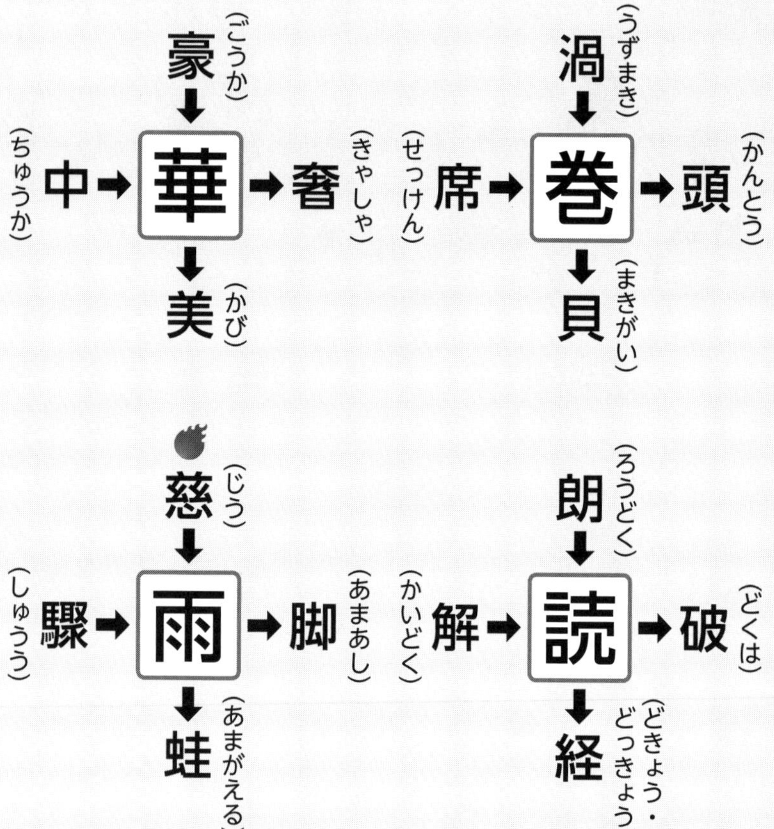

解 説

「席巻」は古くから中国で使われている言葉です。「席」はむしろ（簡素な敷物）のことで、もともとはむしろを巻くようにはしから領土を次々に攻め取ったことです。「驟雨」はにわか雨のことをいいます。

8 問題

●□に当てはまる漢字を書きましょう。

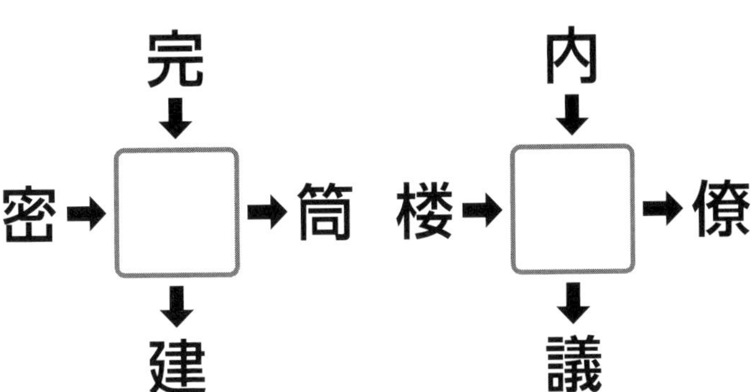

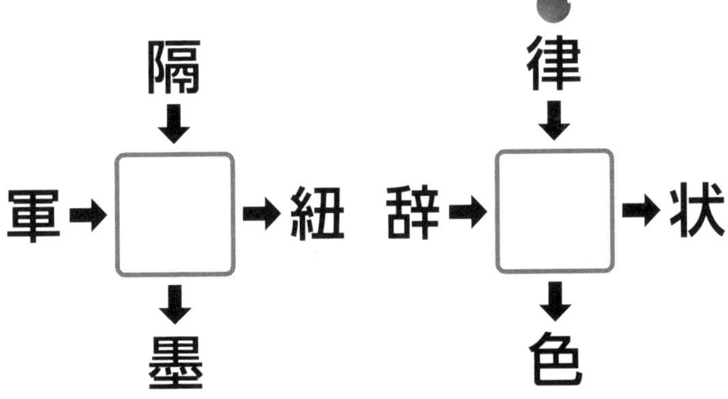

正答数 ／4

和同開珎パズル

8 解答

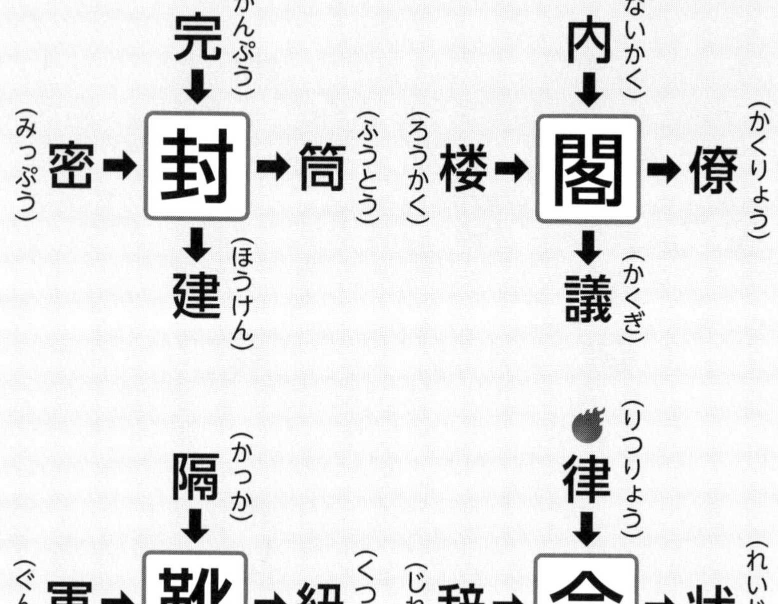

解説

「隔靴」はくつの上から足のかゆい所をかくように、思い通りにならずもどかしいという意味の四字熟語「隔靴掻痒（かっかそうよう）」の略、「令色」はこびへつらう顔つきを意味する四字熟語「巧言令色（こうげんれいしょく）」にも使われています。

9 問題

●□に当てはまる漢字を書きましょう。

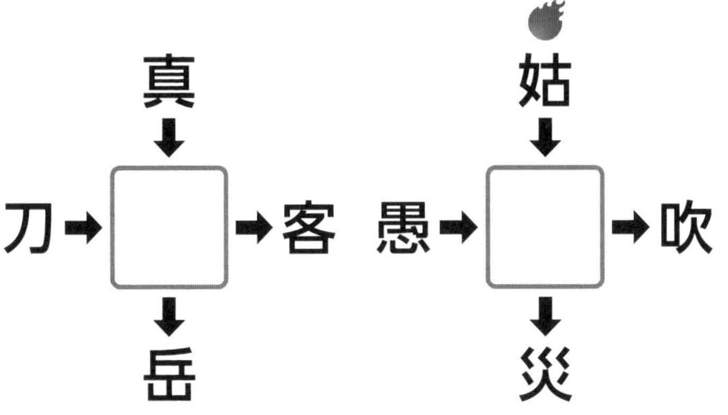

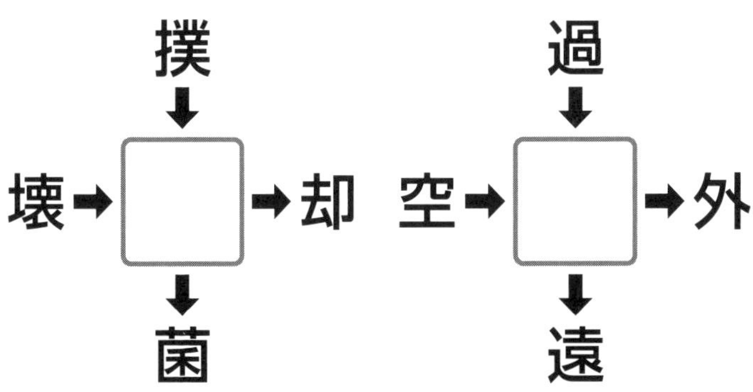

正答数

／4

和同開珎パズル

9

解答

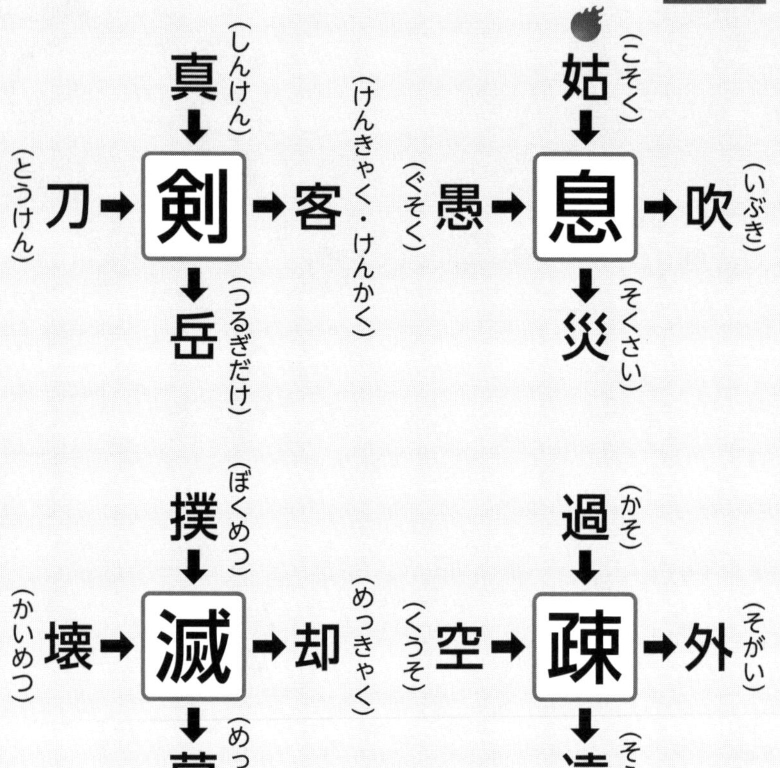

解説

「息災」は健康で無事なさまを意味し、四字熟語「無病息災（むびょうそくさい）」にも使います。「空疎」は形ばかりでしっかりした内容のない状態を、「滅却」は滅びて消えることを意味します。

1 問題

●意味によって異なる読み方をする漢字の読みを、マス目の数に沿ってそれぞれ書きましょう。

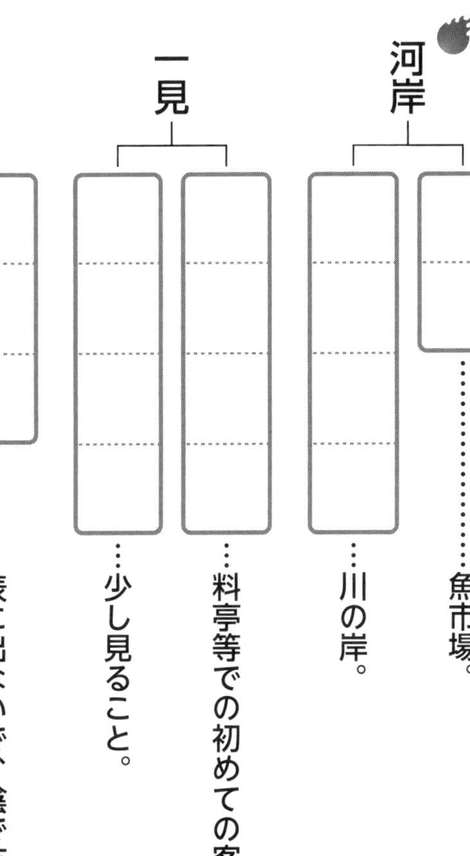

正答数 ／6

同一漢字の読み分け

1
解答

河岸

かし
かわぎし

一見

いちげん
いっけん

黒子

くろこ
ほくろ

解説

歌舞伎の世界では、「黒衣」と書いて「くろご」と読み、俳優の演技の手伝いをする、黒衣の人のことを指します。なお、海や川といった水中や雪などの場面においては、黒は適さないため、青色の「水衣（みずご）」や白色の「雪衣（ゆきご）」などを着ます。
また、そもそも「歌舞伎」という漢字自体が「歌（うた）（音楽）」、「舞（まい）（舞踊）」、「伎（わざ）（演技）」という歌舞伎の性質を表した漢字の組み合わせ、当て字であるとも言われています。

同一漢字の読み分け

2 問題

●意味によって異なる読み方をする漢字の読みを、マス目の数に沿ってそれぞれ書きましょう。

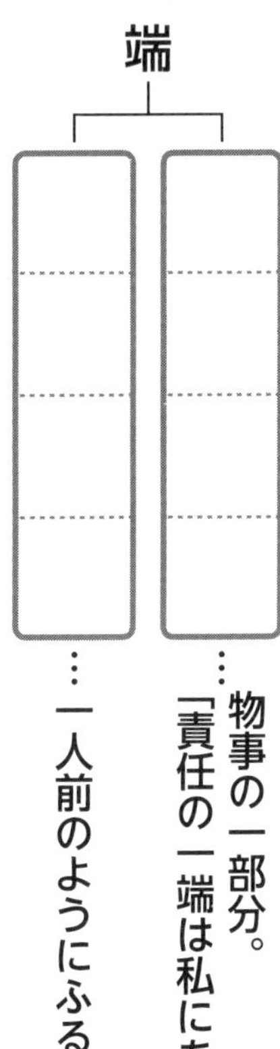

一端

- 物事の一部分。「責任の一端は私にある」
- 一人前のようにふるまう様子。

一寸

- 長さの単位で一尺の一〇分の一。約三・〇三センチメートル。
- 少しの時間。しばらく。

気質

- 同じ地位・職業・年齢などの人に共通してみられる特有の気風。
- きだて。気性。

正答数　／6

同一漢字の読み分け

2
解答

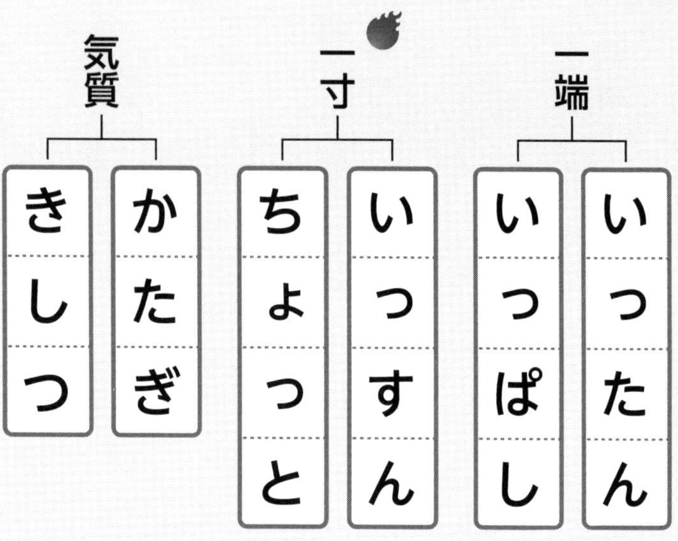

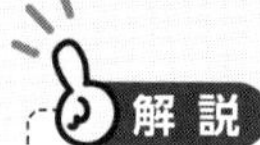
解説

「いったん」には「一旦」もあり、こちらは「一度」の意なので、使い分けましょう。「いっぱし」には、あざけりの気持ちを含む場合が多いようですが、「一端の大工」など含まない場合もあります。
「一寸（いっすん）」は、わずかなことのたとえとしても使われます。「一寸先は闇」や、「一寸の光陰軽んずべからず」、「一寸の虫にも五分の魂」など、ことわざにもこの意味で多数使用されています。
「気質（かたぎ）」は「職人気質」などと使われます。坪内逍遥（つぼうちしょうよう）の小説「当世書生気質（とうせいしょせいかたぎ）」も有名です。

同一漢字の読み分け

3
問題

●意味によって異なる読み方をする漢字の読みを、マス目の数に沿ってそれぞれ書きましょう。

銀杏
- 秋に扇形の葉が黄色くなる樹木。（3マス）
- 殻を割って食べます。（4マス）

最中
- まっさかり。（5マス）
- 中に餡を詰めた和菓子の一種。（3マス）

金星
- 水星と地球の間にある惑星。（4マス）
- 相撲で平幕の力士が横綱に勝つこと。（4マス）

正答数
／6

同一漢字の読み分け

3
解答

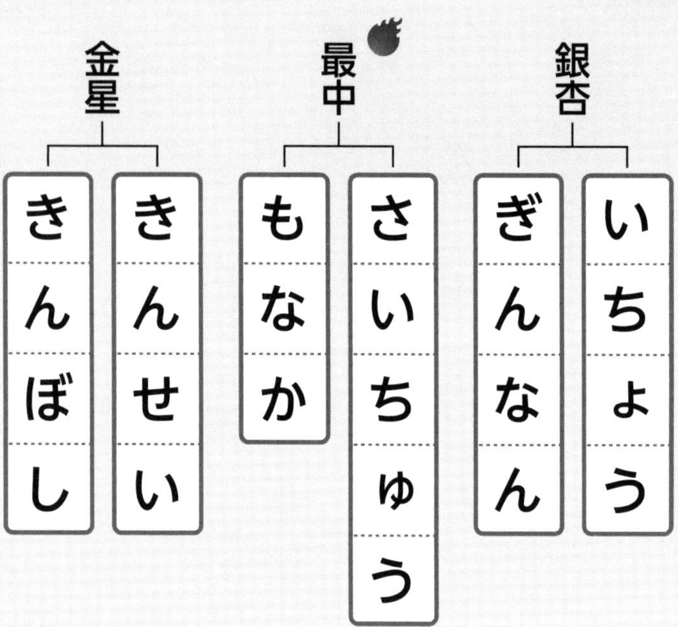

解説

和菓子の「もなか」はもともと円形であったことから、「最中(もなか)の月」に似ていることが由来です。「最中の月」は十五夜の満月。
相撲では、勝ちを「白星」、負けを「黒星」といいます。相撲の勝敗を記したものを「星取表」ともいいますね。勝ちを○、負けを●で表しますが、これを星に見立てているのです。「金星」は星取表には示されませんが、めったにない大勝利なのでこう呼びます。
また、力士の髪型といえば「大銀杏」。「おおいちょう」と呼びますが、まげの先端がイチョウの葉の形になっていることからです。

同一漢字の読み分け

4
問題

●意味によって異なる読み方をする漢字の読みを、マス目の数に沿ってそれぞれ書きましょう。

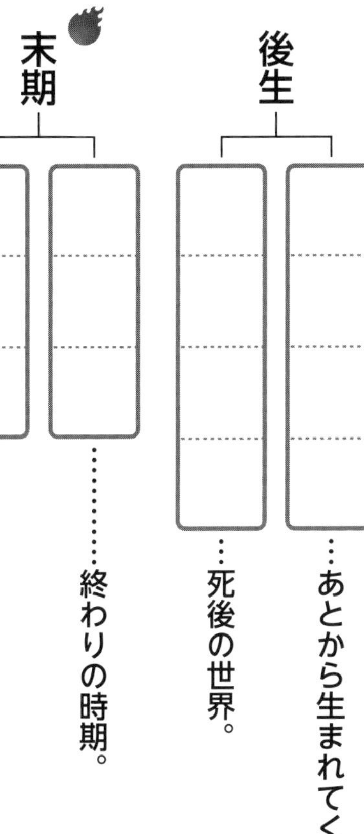

後生
……あとから生まれてくる人。
……死後の世界。

末期
……終わりの時期。
……一生の終わるとき。死にぎわ。臨終。

利益
……もうけ。
……仏の教えに従うことで得られる恩恵。

正答数
／6

同一漢字の読み分け

4
解答

利益

りやく
りえき

末期

まつご
まっき

後生

ごしょう
こうせい

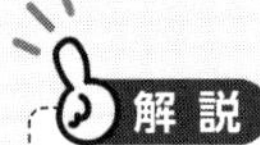

解説

「後生（ごしょう）」は、時代劇などで「後生だから助けておくれ」などと使われるのを聞いたことがあるでしょう。これは、同情心に訴えて乞い願うときの言葉で手を合わせる仕草をしながら言います。「後生（ごしょう）」はもともと仏教用語で、人の生は「前生（生まれる前の世）→今生（この世）→後生」に分けられています。後生を願うのは、死後に極楽浄土に生まれることを願うことで、これが必死になって強く願うという場面で使われるようになったと思われます。

5 問題

●意味によって異なる読み方をする漢字の読みを、マス目の数に沿ってそれぞれ書きましょう。

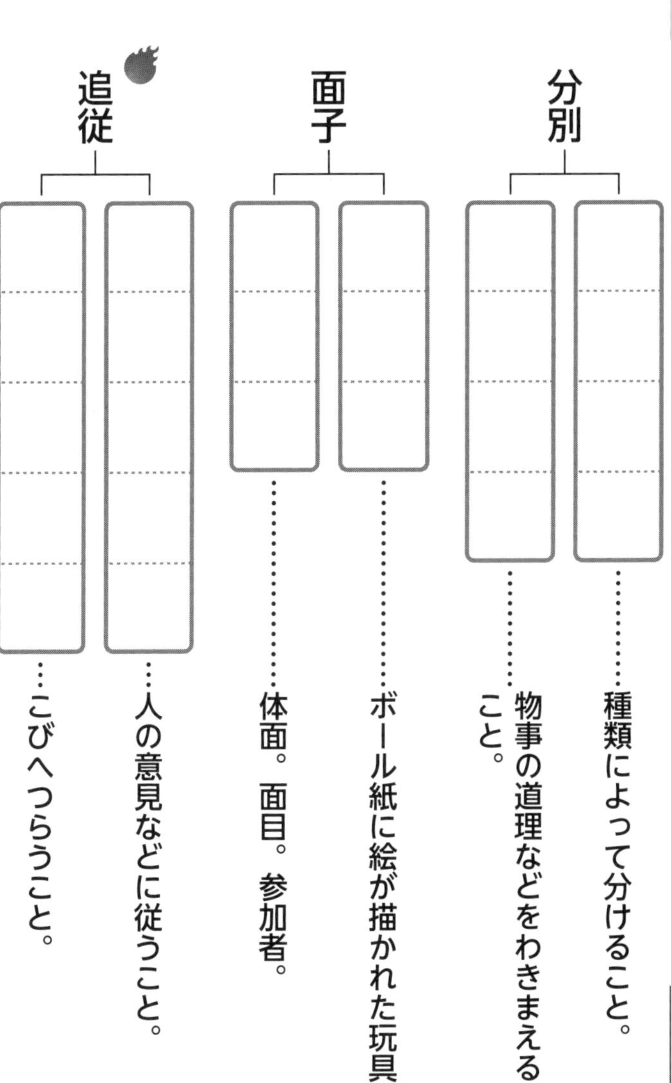

分別
- □□□□ …種類によって分けること。
- □□□□ …物事の道理などをわきまえること。

面子
- □□□ …ボール紙に絵が描かれた玩具。
- □□□ …体面。面目。参加者。

追従
- □□□□□ …人の意見などに従うこと。
- □□□□□ …こびへつらうこと。

正答数 ／6

同一漢字の読み分け

5 解答

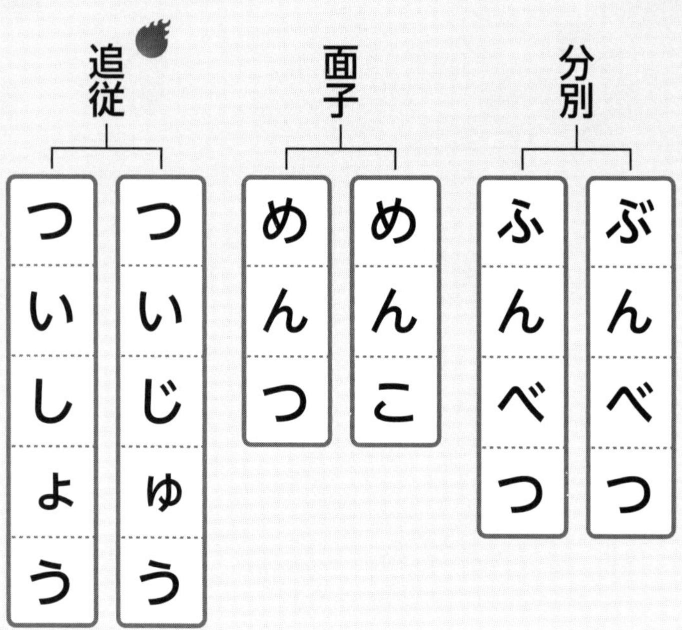

解説

「面子（めんつ）」は中国語をそのまま使っている言葉です。「面子がつぶれる」などと使います。また、「面子を集める」と使う場合はメンバーの意。もともとは麻雀（マージャン）のメンバーの意だったそう。
中国語の「面子（ミェンヅゥ）」は、体面の意もありますが、物体の表面の意で多く使います。
「追従」の読みの「ついじゅう」と「ついしょう」は古くはどちらの意味にも使いました。現代では、意味によって使い分けるようになっています。
「お追従（ついしょう）を言う」は「お世辞を言う」とほぼ同じ意味合いです。

同一漢字の読み分け

6
問題

●意味によって異なる読み方をする漢字の読みを、マス目の数に沿ってそれぞれ書きましょう。

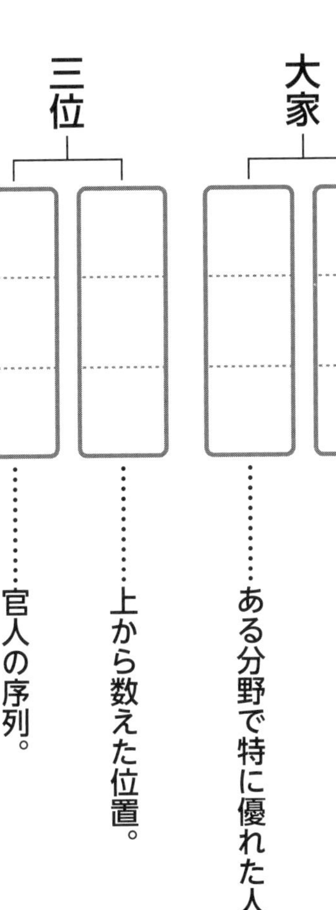

大家
……貸し家などの持ち主。
……ある分野で特に優れた人物。

三位
……上から数えた位置。
……官人の序列。

日向
……日光の当たるところ。
……旧国名の一つ。現在の宮崎県。

正答数
／6

同一漢字の読み分け

6
解答

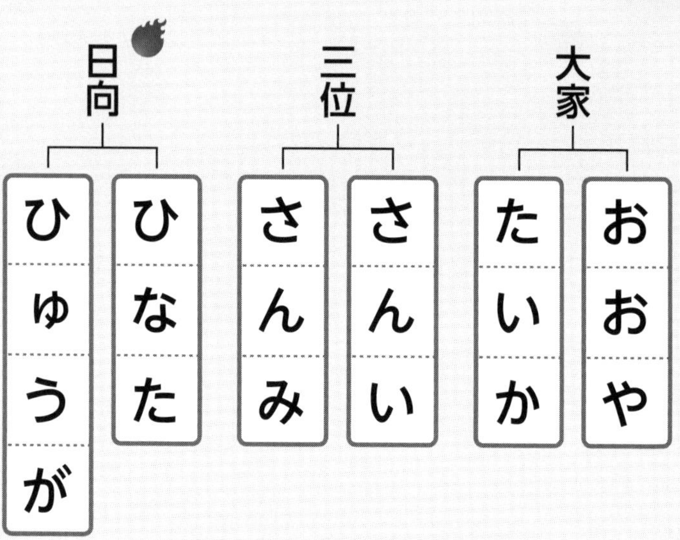

「大家（おおや）」は、最近ではオーナーと呼ぶようになってきましたが、まだ使われる言葉です。一方の借り手のほうは「店子（たなこ）」。こちらは聞かなくなりましたね。

キリスト教では、父である「神」と子である「キリスト」、そして「聖霊」をあわせて「三位一体（さんみいったい）」といいます。

「日向（ひゅうが）」は「日向灘（ひゅうがなだ）」や柑橘の一種の「日向夏（ひゅうがなつ）」などにも使われています。

7 問題

●意味によって異なる読み方をする漢字の読みを、マス目の数に沿ってそれぞれ書きましょう。

脅かす
□□かす……相手を怖がらせたりする。
□□□かす……相手に危害を与えることをほのめかす。

捌ける
□□ける……混乱した物事のすじみちがはっきりする。
□ける……水などがとどこおらずに流れていく。

塗れる
□れる……塗料などをつけることができる。
□□れる……一面に泥などがついて汚れる。

正答数
／6

同一漢字の読み分け

7
解答

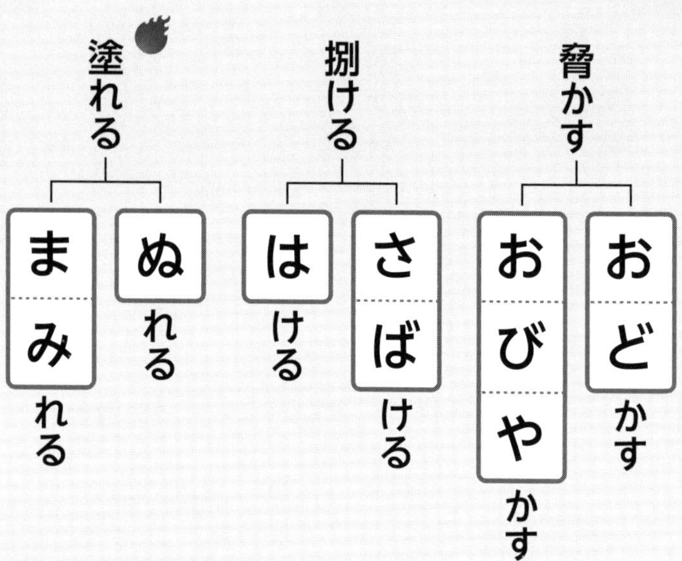

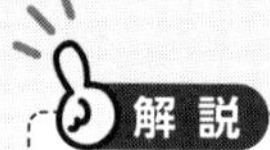

漢字の読み方には、中国から伝わった音読みと意味に合わせて読みを当てた訓読みがあり、このページの漢字の読み方は訓読みです。複数の訓読みがある場合は「細(ほそ)い」「細(こま)かい」のように送り仮名の違いで見分けるのですが、上のように送り仮名が同じものもあります。その場合は、文脈から想像して読み分けるしかありません。

「さばける」には、世なれていて物わかりが良いという意味もあります。また、どちらの読みにも、商品などがよく売れていくという意味があります。

「塗（まみ）れる」は、多くの問題を抱えて困っている状態にも使うことがあります。

8 問題

●意味によって異なる読み方をする漢字の読みを、マス目の数に沿ってそれぞれ書きましょう。

辛い

□□い……舌をぴりぴりと刺すような味。

□□い……苦しい。耐えがたい。

艶やか

□□やか……華やかで美しい様子。「なまめかしい（色気がある）」の意味もある。

□□やか……光沢があって美しい様子。

燻る

□□る……よく燃えないで煙がでる。

□□□る……地位や状態が向上せずに低迷している。

正答数

／6

同一漢字の読み分け

8
解答

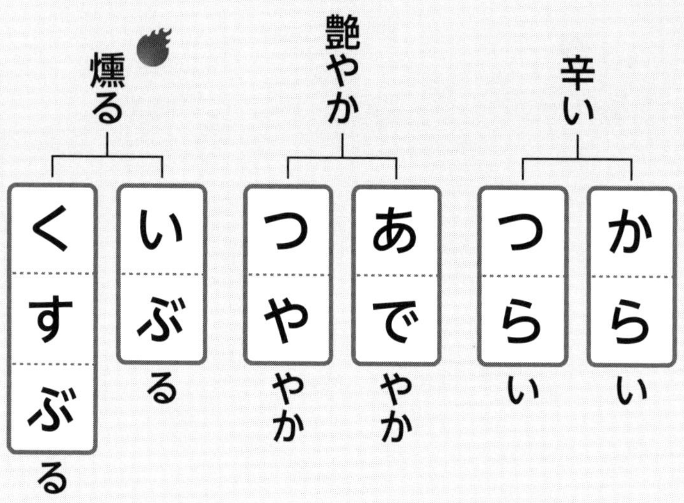

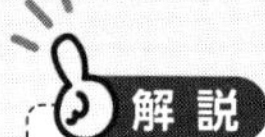

「からい」と「つらい」のどちらにも使う「辛」は象形文字です。入れ墨を入れるときに使う大きな針の形を表しています。そこから「つらい」の意味になりました。

国で定めている常用漢字表には訓読みでは「からい」しか載っていないので、原則として公用文書などでは「つらい」はひらがなで書くことになっています。

「艶やか」には、若々しくて美しい様子を表す「なま（やか）」という読み方もあります。

「燻」は、「いぶ（る）」「くすぶ（る）」以外にも「煙草を燻らす」のように、「くゆ」と読むことがあります。

虫食い文豪作品

1 問題

● □に当てはまる漢字を、語群から選んで書きましょう。

エリスが生ける□（かばね）を抱きて千行（ちすじ）の涙を□（そそ）ぎしは幾度（いくたび）ぞ。大臣に随（したが）ひて帰東の途に上（の）ぼりしときは、相沢と□（はか）りてエリスが母に□（かす）かなる生計（たつき）を営むに足るほどの資本を与へ、あはれなる狂女の胎内に□（のこ）しゝ子の生れむをりの事をも頼みおきぬ。

（森鷗外『舞姫』）

語群

遺・議・屍・濺・微・癒

正答数 ／5

虫食い文豪作品

1 解答

エリスが生ける**屍**(かばね)を抱きて千行(ちすじ)の涙を**濺**(そそ)ぎしは幾度(いくたび)ぞ。大臣に随(したが)ひて帰東の途に上(の)ぼりしときは、相沢と**議**(はか)りてエリスが母に**微**(かす)かなる生計(たつき)を営むに足るほどの資本を与へ、あはれなる狂女の胎内に**遺**(のこ)しゝ子の生れむをりの事をも頼みおきぬ。

（森鷗外『舞姫』）

解説

「そそ（ぐ）」には多くの漢字がある。その中でも、「しぶきをかける／しぶきがかかる」という意味の場合に、「濺」がよく使われる。杜甫の『春望』という漢詩で、「時に感じては花にも涙を濺ぐ」という用い方が有名。

虫食い文豪作品

2 問題

●□に当てはまる漢字を、語群から選んで書きましょう。

下人は、大きな□（くさめ）をして、それから、□□（たいぎ）そうに立上った。夕冷えのする京都は、もう□□（ひおけ）が欲しいほどの寒さである。風は門の柱と柱との間を、□（ゆう）□（やみ）と共に遠慮なく、吹きぬける。□□（にぬり）の柱にとまっていた□□（きりぎりす）も、もうどこかへ行ってしまった。

（芥川龍之介『羅生門』）

語群

塗・儀・蟋・大・夕・桶・闇・蟀・丹・火・嚔

正答数

／6

虫食い文豪作品

2
解答

下人は、大きな嚔（くさめ）をして、それから、大儀（たいぎ）そうに立上った。夕冷えのする京都は、もう火桶（ひおけ）が欲しいほどの寒さである。風は門の柱と柱との間を、夕（ゆう）闇（やみ）と共に遠慮なく、吹きぬける。丹塗（にぬり）の柱にとまっていた蟋蟀（きりぎりす）も、もうどこかへ行ってしまった。

（芥川龍之介『羅生門』）

解説

「丹塗」の「丹」は、赤色を表します。「蟋蟀」はこの作品では「きりぎりす」と読ませていますが、ふつう「こおろぎ」と読みます。昔は、こおろぎのことをきりぎりす、きりぎりすは「はたおり」と呼んでいたそうです。ややこしいですね。

3 問題

●□に当てはまる漢字を、語群から選んで書きましょう。

自分は立って、□（たもと）からがま口を出し、ひらくと、銅銭が三枚、□□（しゅうち）よりも□□（せいさん）の思いに襲われ、たちまち□□（のうり）に浮ぶものは、仙遊館（せんゆうかん）の自分の部屋、制服と□□（ふとん）だけが残されてあるきりで……

（太宰治『人間失格』）

語群

袖・脳・恥・凄・団・袂・惨・裡・羞・蒲

正答数　／5

3 解答

自分は立って、袂(たもと)からがま口を出し、ひらくと、銅銭が三枚、羞恥(しゅうち)よりも凄惨(せいさん)の思いに襲われ、たちまち脳裡(のうり)に浮(うか)ぶものは、仙遊館(せんゆうかん)の自分の部屋、制服と蒲団(ふとん)だけが残されてあるきりで……

（太宰治『人間失格』）

解説

田山花袋(たやまかたい)の小説のタイトルとしても知られる「蒲団」。もともとは蒲(がま)の葉で編んだ座布団のようなものを指す言葉だったそうです。

4 問題

● □に当てはまる漢字を、語群から選んで書きましょう。

お父さんが□□（かんごく）へ入るようなそんな悪いことをした□（はず）がないんだ。この前お父さんが持ってきて学校へ□□（きぞう）した□（おお）きな□（かに）の甲（こう）らだのとなかいの角（つの）だの今だってみんな標本室にあるんだ。

（宮沢賢治『銀河鉄道の夜』）

語群

官・寄・巨・獄・筈・贈・蟹・監

正答数 ／5

虫食い文豪作品

4 解答

お父さんが監獄（かんごく）へ入るようなそんな悪いことをした筈（はず）がないんだ。この前お父さんが持ってきて学校へ寄贈（きぞう）した巨（おお）きな蟹（かに）の甲（こう）らだのとなかいの角（つの）だの今だってみんな標本室にあるんだ。

（宮沢賢治『銀河鉄道の夜』）

解説

「巨きな」は特に大きいことを示したいときに使われます。「蟹」には「虫」という字が入っていますが、「虫」は昆虫に限らず、小さい生き物に使われ、ほかに「蛸（たこ）」や「蜆（しじみ）」などがあります。

5 問題

● □に当てはまる漢字を、語群から選んで書きましょう。

山椒魚（さんしょううお）がかかる常識に□□（ぼっとう）することを□（けい）□（べつ）しないでいただきたい。牢獄の見張り人といえども、よほど気むずかしい時でなくては、終身□（ちょう）□（えき）の□□（しゅうじん）が徒（いたず）らに□□（たんそく）をもらしたからといって叱りつけはしない。

（井伏鱒二『山椒魚』）

語群

役・没・息・徴・蔑・人・頭・軽・囚・懲・嘆

正答数

／5

5

解答

山椒魚がかかる常識に没頭することを軽蔑しないでいただきたい。牢獄の見張り人といえども、よほど気むずかしい時でなくては、終身懲役の囚人が徒らに嘆息をもらしたからといって叱りつけはしない。

（井伏鱒二『山椒魚』）

解説

「役」には「エキ」の他に「ヤク」という音読みがありますが、「エキ」は漢音、「ヤク」は呉音です。呉音の方が前に伝わった読み方で、仏教に関する読みに多く使われます。

6 問題

●□に当てはまる漢字を、語群から選んで書きましょう。

「皆の衆、お□(ひか)えなされい。了海(りょうかい)、討たるべき覚え十分ござる。この□□(どうもん)を□(うが)つことも、ただその□□(つみほろ)ぼしのためじゃ。今かかる孝子(こうし)のお手にかかり、半死の身を終ること、了海が□□(いちご)の願いじゃ。皆の衆□(さまた)げ無用じゃ」

（菊池寛『恩讐の彼方に』）

語群

一・期・控・罪・穿・洞・妨・滅・門

正答数　／6

6
解答

「皆の衆、お控えなされい。了海、討たるべき覚え十分ござる。この洞門を穿つことも、ただその罪滅ぼしのためじゃ。今かかる孝子のお手にかかり、半死の身を終ること、了海が一期の願いじゃ。皆の衆妨げ無用じゃ」

（菊池寛『恩讐の彼方に』）

解説

「一期一会」という四字熟語でなじみのある「一期」は、「人が生まれてから死ぬまでの間」という意味の仏教用語です。この場合は「いっき」とは読まないため注意が必要です。

虫食い文豪作品

7 問題

●□に当てはまる漢字を、語群から選んで書きましょう。

Kが理想と現実の間に□□（ほうこう）してふらふらしているのを発見した私は、ただ一打（ひとうち）で彼を倒す事が出来るだろうという点にばかり眼を□（つ）けました。そうしてすぐ彼の□（きょ）に□（つ）け込んだのです。私は彼に向って急に□□（げんしゅく）な改まった態度を示し出しました。

（夏目漱石『こころ』）

語群

方・付・徨・虚・厳・彷・粛・向・着

正答数　／5

7 解答

Kが理想と現実の間に**彷徨**（ほうこう）してふらふらしているのを発見した私は、ただ一打（ひとうち）で彼を倒す事が出来るだろうという点にばかり眼を**着**（つ）けました。そうしてすぐ彼の**虚**（きょ）に**付**（つ）け込んだのです。私は彼に向って急に**厳粛**（げんしゅく）な改まった態度を示し出しました。

（夏目漱石『こころ』）

解説

「彷徨」は、あてもなくさまようことです。また、「つ・く」には多くの漢字があり、別々のものが一緒になる意味合いでは「付」を、達する意味合いでは「着」を使用するため、使い分けに注意しましょう。

共通の部首をもつ漢字

1

問題

● 空欄の中には共通する部首を持つ異なる漢字がそれぞれ当てはまります。入っている一部分をヒントに、空欄に当てはまる漢字を書きましょう。

夏の北海道は…　氵／涼
目を背けたくなる…　氵／惨

『羅生門』の老婆は…　醜／心
まだ余裕があると…　心／慢

円周の一部分を…　円／弓
縄文時代の次は…　弓／生

同盟が…　決／衣
年に一度の…　福／衣

やっとの思いで…　刂／達
楽しい時間は…　刂／那

アンコールの時に…　扌／手
親や子どもを…　扌／養

不祥事で…　罒／免
隅から隅まで…　綱／罒

空気中最も多い…　穴／素
ほの暗い…　洞／穴

正答数

／16

共通の部首をもつ漢字

1
解答

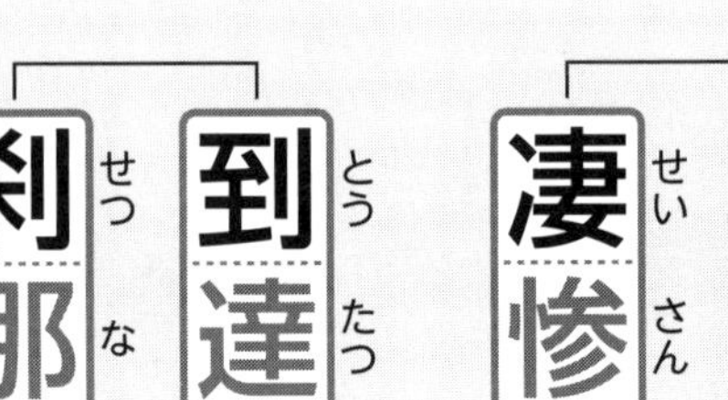

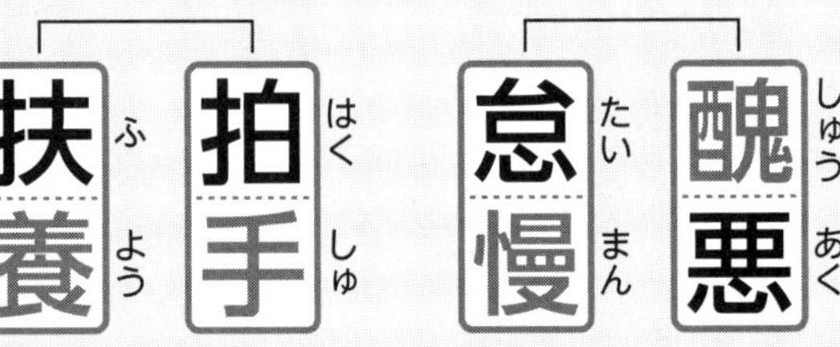

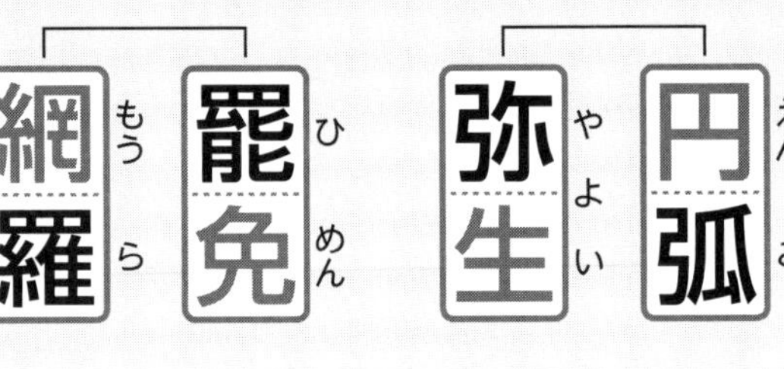

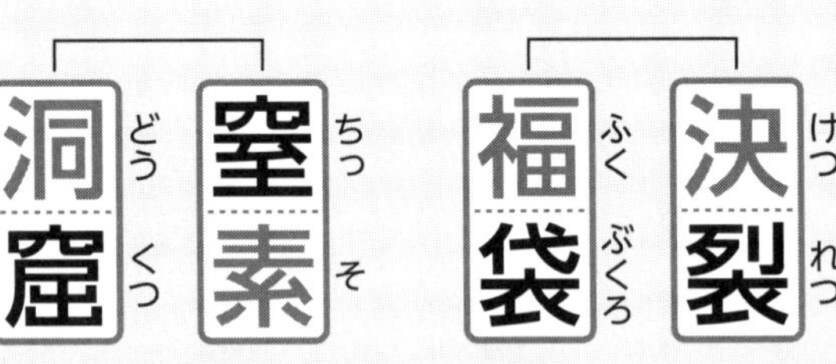

解説

旧字体から新字体に変わったことによって、部首が変わった漢字が存在します。例えば、「円」という漢字は部首が「冂」ですが、「円」の旧字体は「圓」であり、その部首は「囗」です。

共通の部首をもつ漢字

2 問題

●空欄の中には共通する部首を持つ異なる漢字がそれぞれ当てはまります。入っている一部分をヒントに、空欄に当てはまる漢字を書きましょう。

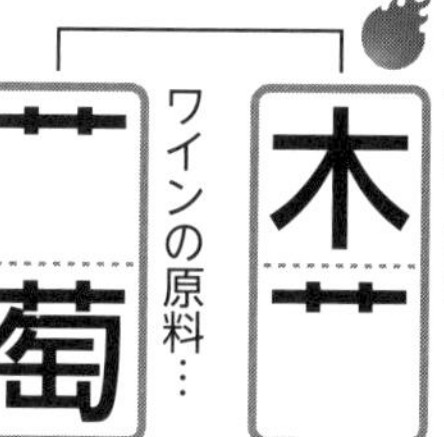

アップルは…
林

すっぱい…
木
檬

会話は楽しく…
言
笑

ゲーテの…
言
集

作文を…
氵
削

データを…
氵
去

荷物を入れる…
倉
广

走っちゃダメ…
广
下

鍋でコトコト…

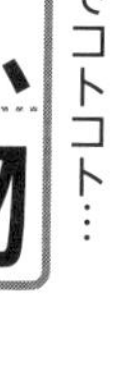

割●着はエプロン…
割
灬

未来の反対…
辶
去

平安京へ…
辶
都

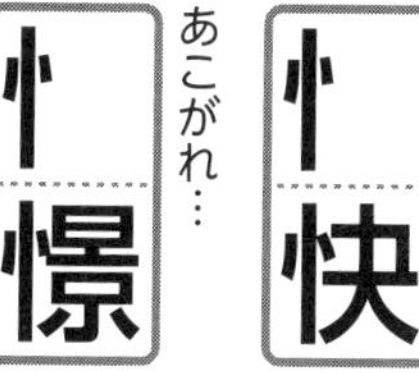

正答数

／16

共通の部首をもつ漢字

2
解答

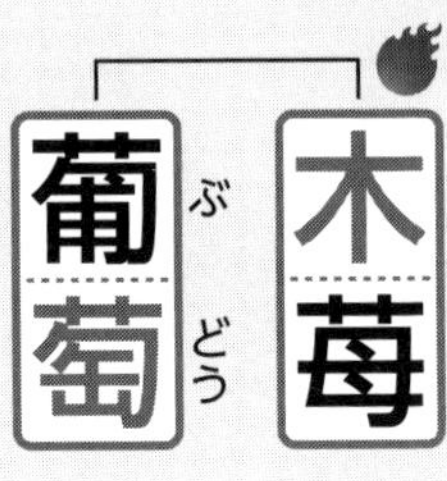
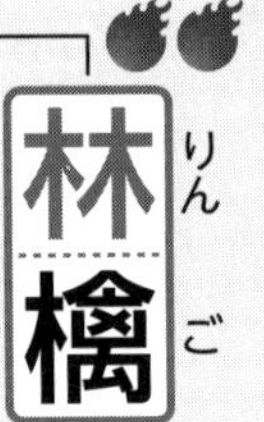
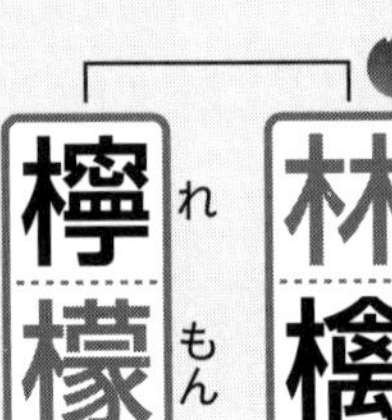

木苺（いちご）　葡萄（ぶどう）

林檎（りんご）　檸檬（れもん）

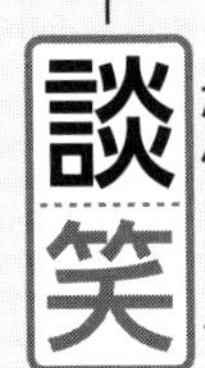
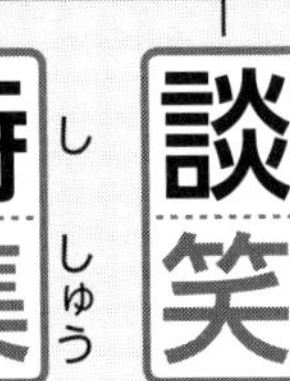
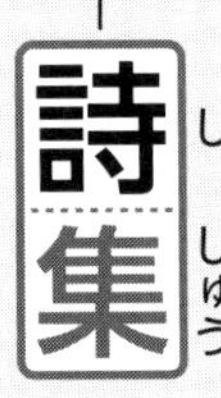

談笑（だんしょう）　詩集（ししゅう）

添削（てんさく）　消去（しょうきょ）

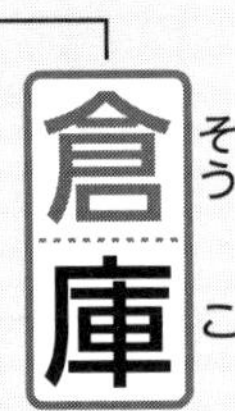
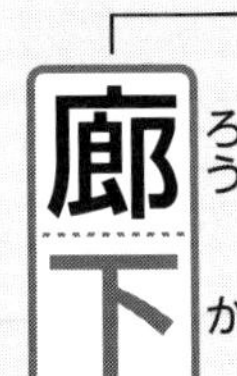
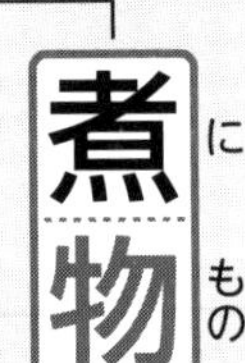
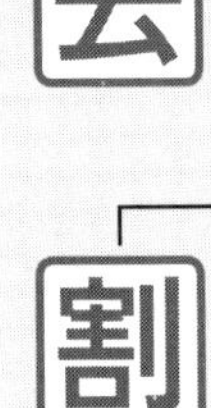

倉庫（そうこ）　廊下（ろうか）

煮物（にもの）　割烹（かっぽう）

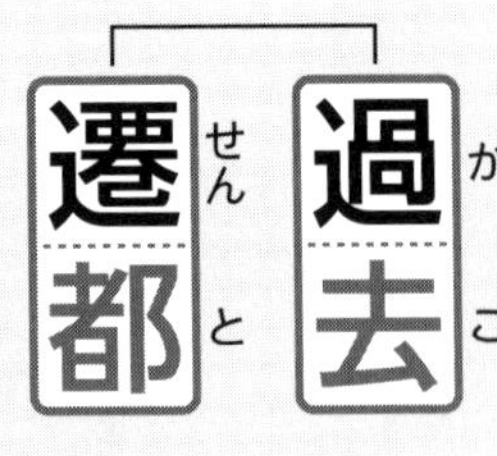
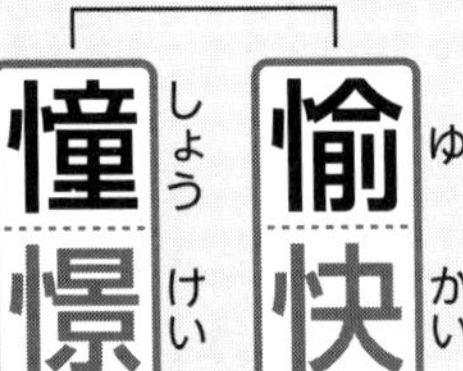
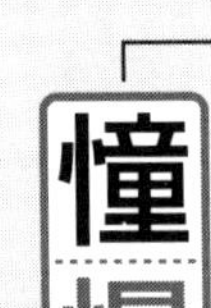

過去（かこ）　遷都（せんと）

愉快（ゆかい）　憧憬（しょうけい）

解説

「りっしんべん」は、漢字では「立心偏」と表記され、「心」の字形が転じてできた部首とされています。そのため、主に感情や思考など、心の動きを表す文字の部首として使用されていることが多いのが特徴です。

共通の部首をもつ漢字

3 問題

● 空欄の中には共通する部首を持つ異なる漢字がそれぞれ当てはまります。入っている一部分をヒントに、空欄に当てはまる漢字を書きましょう。

きな粉をまぶして…
艹［　］餅
艹［　］粥
芥川の作品にも…

ありがとう…
言［　］辞
言［　］祝
祓え給い清め給え…

家賃を…
氵［　］納
氵［　］汰
「自然●汰」…

優秀だなあ…
辶［　］材
辶［　］在
かたよってる…

やめちゃうの？…
广［　］止
广［　］凡
何かフツーすぎ…

やつれている…
忄［　］悴
忄［　］憫
あわれだなあ…

「●合の衆」…
灬［　］合
灬［　］餅
醤油の香りが…

しぼりとる…
扌［　］取
扌［　］発
脱税を…

正答数
／16

共通の部首をもつ漢字

3 解答

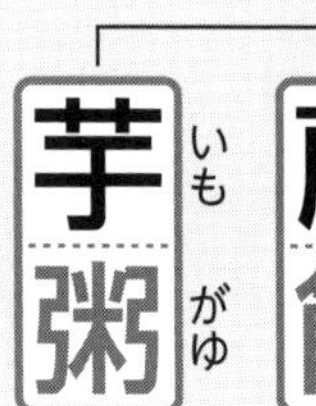
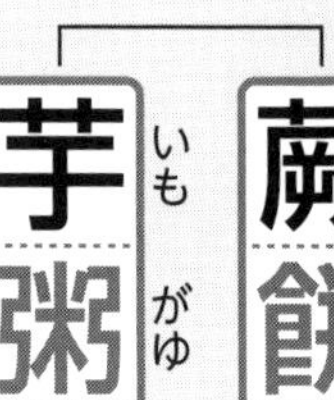

蕨餅（わらびもち）　芋粥（いもがゆ）

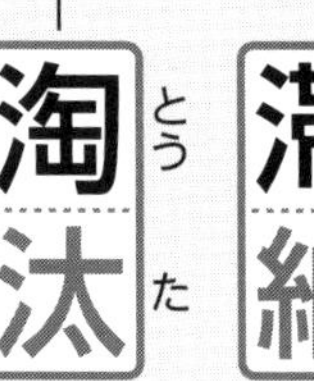
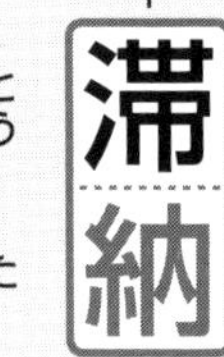
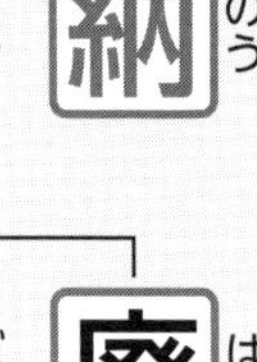

滞納（たいのう）　淘汰（とうた）

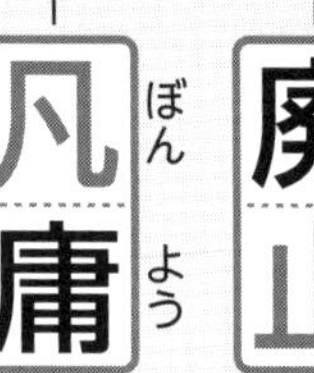
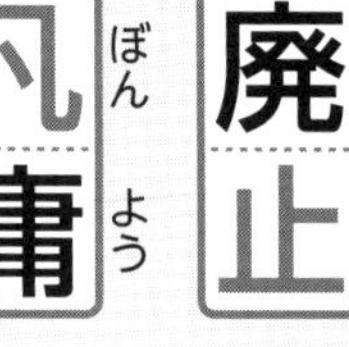

廃止（はいし）　凡庸（ぼんよう）

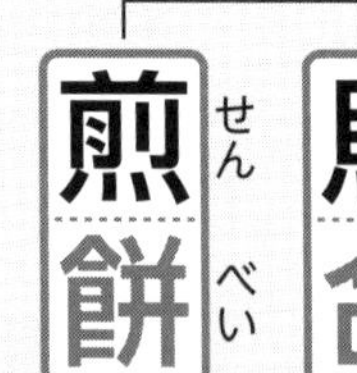

烏合（うごう）　煎餅（せんべい）

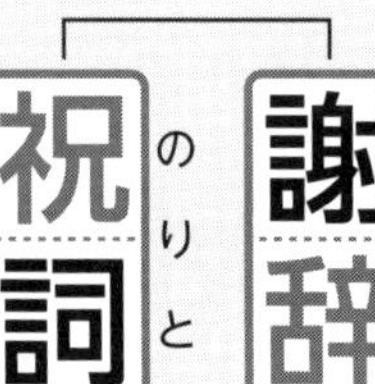

謝辞（しゃじ）　祝詞（のりと）

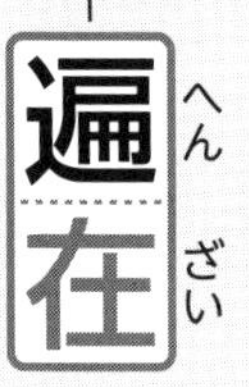

逸材（いつざい）　遍在（へんざい）

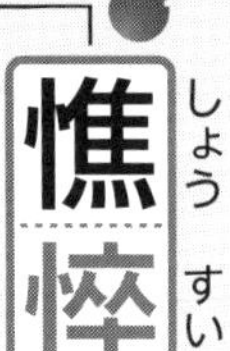

憔悴（しょうすい）　憐憫（れんびん）

搾取（さくしゅ）　摘発（てきはつ）

解説

「烏」や「煎」の部首は「れっか（れんが）」と呼びます。「灬」は火が変形したもので、火が並んでいることで「連火」（れんが）、あるいは激しく燃えている火という意味で「烈火」（れっか）とも呼ばれます。

共通の部首をもつ漢字

4 問題

● 空欄の中には共通する部首を持つ異なる漢字がそれぞれ当てはまります。入っている一部分をヒントに、空欄に当てはまる漢字を書きましょう。

おでんの△…　艹［　］／蒻
切ると涙が…　玉［　］／艹［　］

行き詰まった…　頓［　］／扌［　］
「大和●子」…　扌［　］／子

ＯＫだよ…　承［　］／言［　］
訴えてやる…　訴［　］／言［　］

ガオー…　犭［　］／子
あたふた…　犭［　］／狽

真っただ中…　氵［　］／中
ぐちゃぐちゃ…　混［　］／氵［　］

和服の下着…　衤［　］／袢
植物の名前…　藤［　］／衤［　］

スマートね…　疒［　］／身
ズキズキ…　疒［　］／痛

悔い改める…　忄［　］／悔
思い出すなあ…　追［　］／忄［　］

正答数

／16

共通の部首をもつ漢字

4
解答

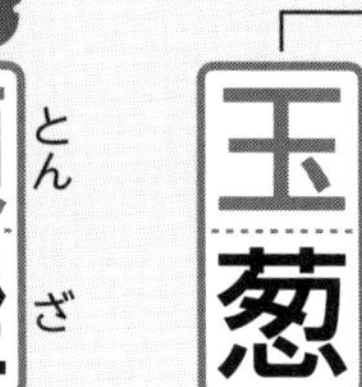

- 蒟蒻（こんにゃく）
- 玉葱（たまねぎ）

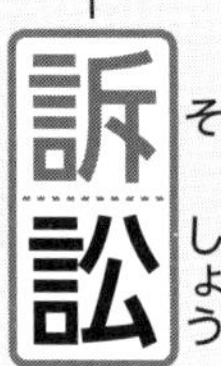

- 承諾（しょうだく）
- 訴訟（そしょう）

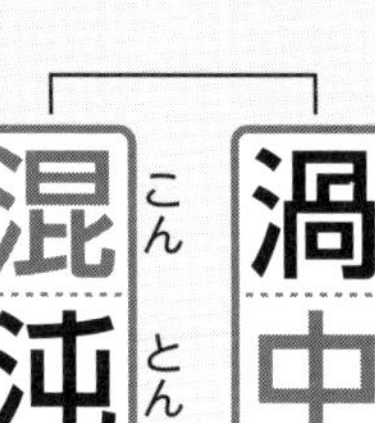

- 渦中（かちゅう）
- 混沌（こんとん）

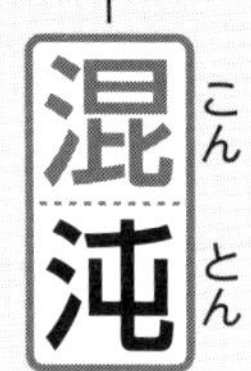

- 痩身（そうしん）
- 疼痛（とうつう）

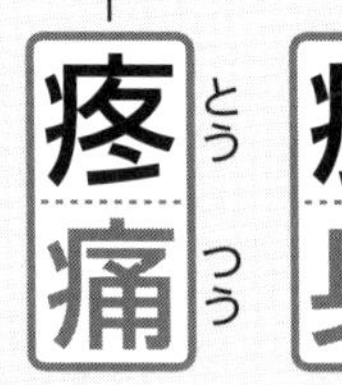

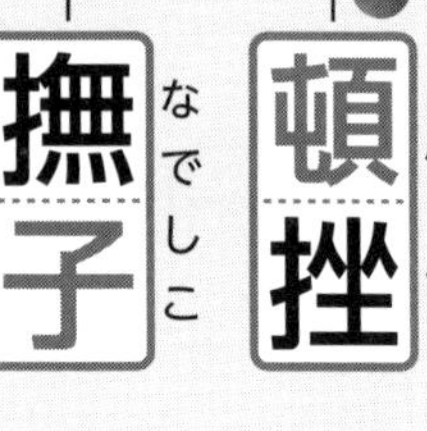

- 頓挫（とんざ）
- 撫子（なでしこ）

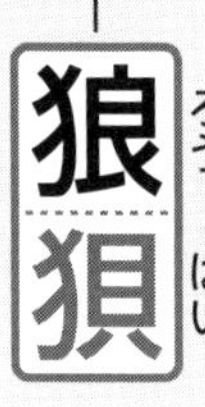

- 獅子（しし）
- 狼狽（ろうばい）

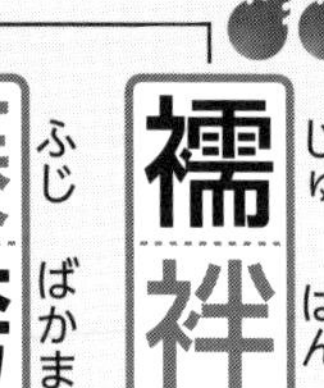

- 襦袢（じゅばん）
- 藤袴（ふじばかま）

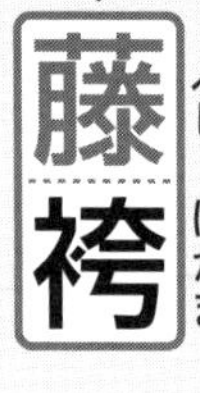

- 懺悔（ざんげ）
- 追憶（ついおく）

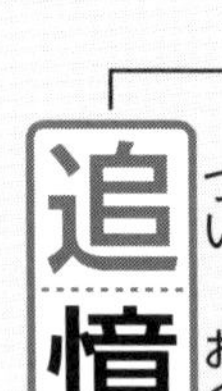

解説

「广（まだれ）」は、「麻」の字を省略してできた部首です。「疒（やまいだれ）」は、人が寝台にもたれた形からできた部首で、「病垂」と漢字で表記します。「たれ」にはそのほか、「厂（がんだれ）」などもあります。

5 問題

●空欄の中には共通する部首を持つ異なる漢字がそれぞれ当てはまります。入っている一部分をヒントに、空欄に当てはまる漢字を書きましょう。

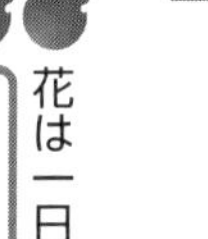

- 花は一日… 艹／蓉　花束の代表… 艹／薇
- 大げさ… 訁／張　屁理屈… 訁／弁
- マロンではなく… 浪／氵　猫かわいがり… 氵／愛
- 手紙を書く… 便／⺮　目に入らぬか… 印／⺮
- 激怒… 疒／癪　きれい好きすぎ… 潔／疒
- えっ、ダメ？… 扌／絶　ギューっと… 抱／扌
- 号泣… 忄／哭　やるかたない… 忄／懣
- がんばったから… 報／酉　伊達や… 酉／狂

正答数

／16

共通の部首をもつ漢字

5 解答

芙蓉（ふよう）　薔薇（ばら）

誇張（こちょう）　詭弁（きべん）

浪漫（ろまん）　溺愛（できあい）

便箋（びんせん）　印籠（いんろう）

癇癪（かんしゃく）　潔癖（けっぺき）

拒絶（きょぜつ）　抱擁（ほうよう）

慟哭（どうこく）　憤懣（ふんまん）

報酬（ほうしゅう）　酔狂（すいきょう）

解説

「艹」は「くさかんむり」、「⺮」は「たけかんむり」です。漢字の上部にある部首を「かんむり」と呼び、ほかに、「あめかんむり（⻗）」「うかんむり（宀）」「わかんむり（冖）」などがあります。

熟語リレー

1 問題

●□に当てはまる漢字を、下の「□のヒント」の漢字を使って書きましょう。

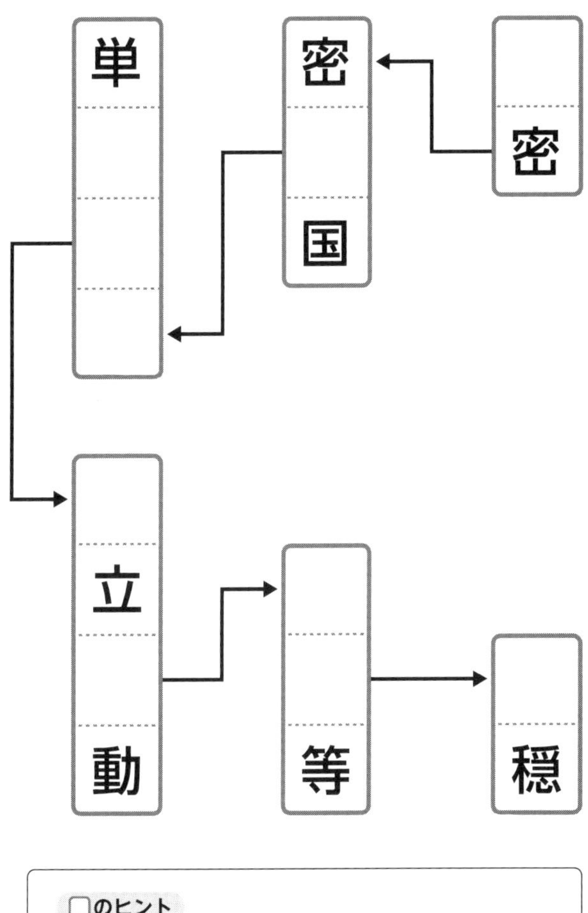

□のヒント

隠　入　直　不　平　刀

正答数

／6

熟語リレー

1 解答

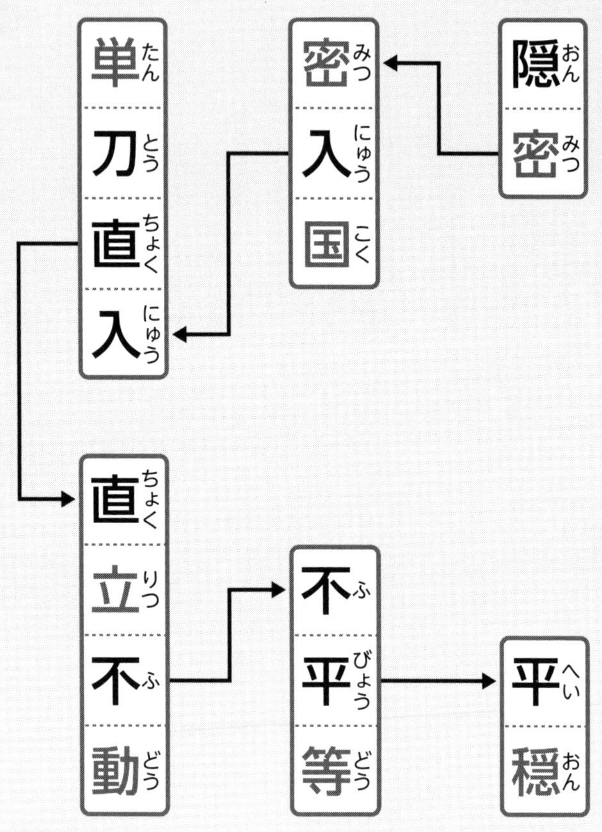

解説

「不動」という熟語はあっても、「非動」という熟語は目にしません。これは接頭語である「不」と「非」の違いにあります。

「不」は単純な否定を表すのに対し、「非」は「本来あるべき物事がない」という意味が加わる否定です。「非常識」という言葉は「常識」という本来あるべき状態を否定した表現と言えます。

熟語リレー

2 問題

●□に当てはまる漢字を、下の「□のヒント」の漢字を使って書きましょう。

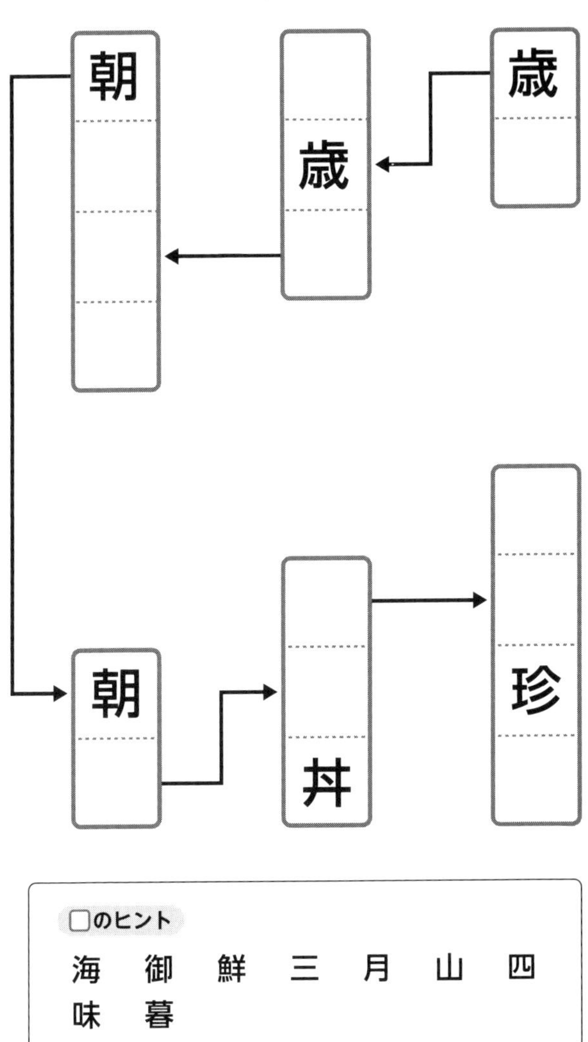

□のヒント

海　御　鮮　三　月　山　四
味　暮

正答数　／6

熟語リレー

2 解答

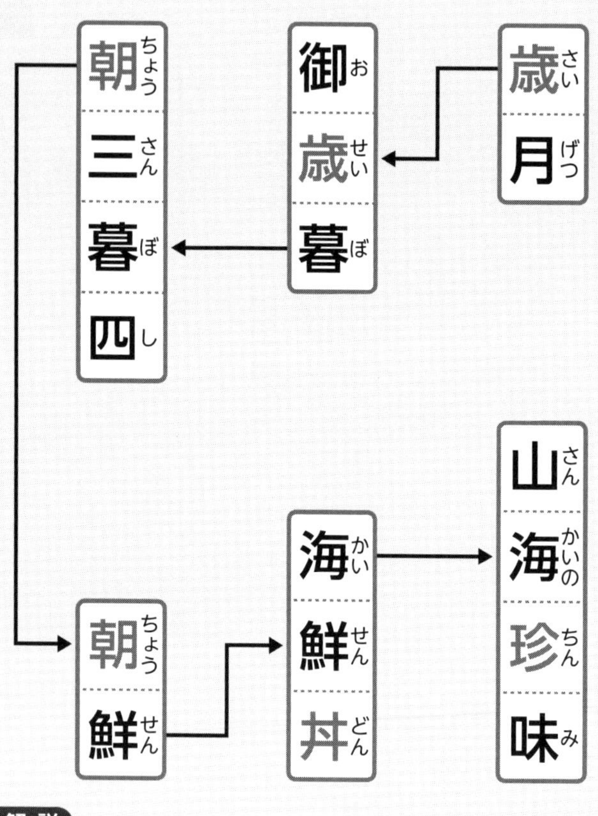

解説

「朝三暮四（ちょうさんぼし）」は、目先の差異にだけこだわって、結局は同じであることに気がつかないたとえ。また、口先で人をだましてばかにするたとえでもあります。元々は、飼い猿たちに好物のとちの実を「朝に三つ夕方に四つ与えよう」と言ったら猿が大いに怒ったので、「では朝に四つ夕方に三つではどうか」と言うと、猿は大いに喜んだという故事から転じた四字熟語です。

3 問題

●□に当てはまる漢字を、下の「□のヒント」の漢字を使って書きましょう。

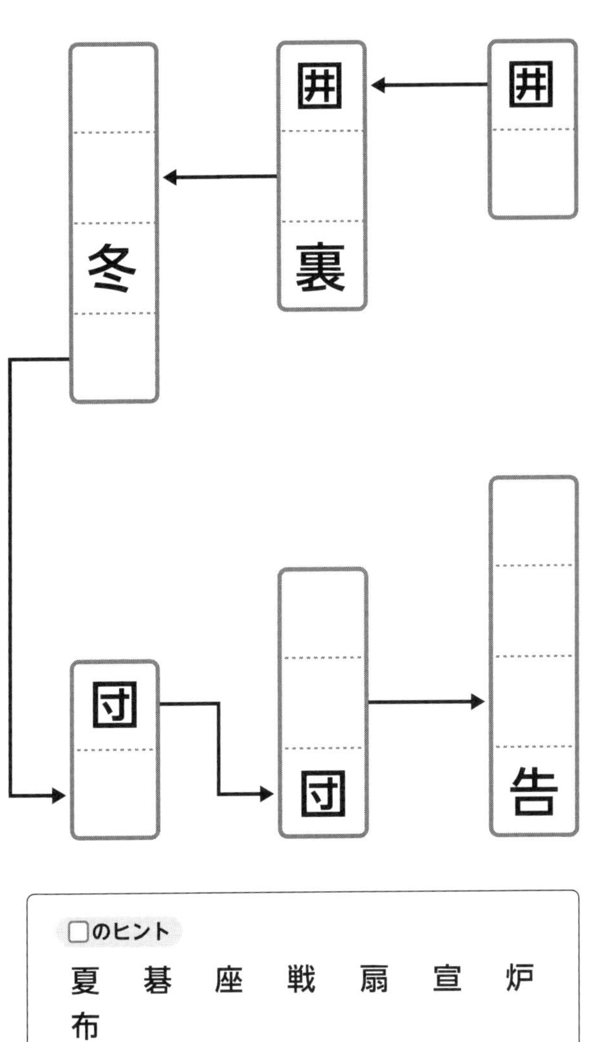

□のヒント

夏　碁　座　戦　扇　宣　炉
布

正答数

／6

熟語リレー

3
解答

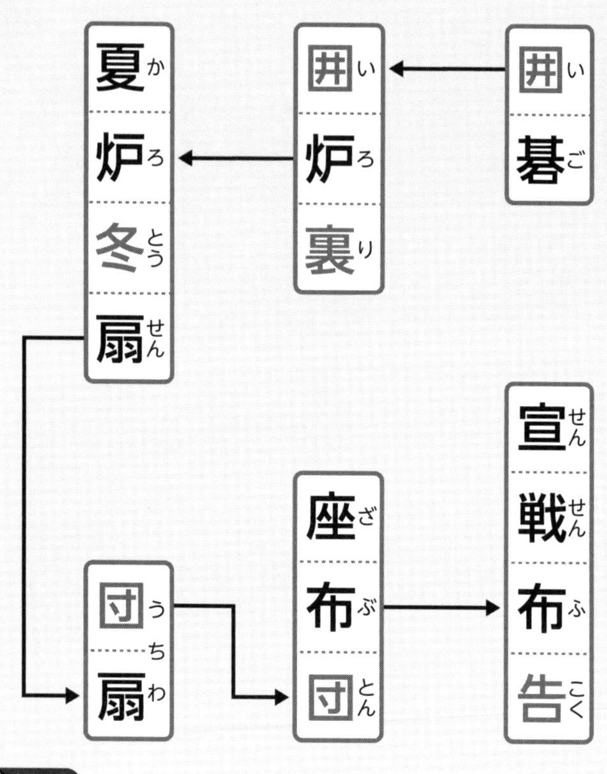

解説

「夏炉冬扇（かろとうせん）」は、夏のいろりと冬の扇を意味し、時季はずれで役に立たないもののたとえを表します。四字熟語の中には、さまざまな状態における役に立たないものを意味するものもあります。例えば、「陶犬瓦鶏（とうけんがけい）」は、形ばかりが立派で実際には役に立たないものを意味し、「杯水車薪（はいすいしゃしん）」は、努力や援助がごくわずかで何の役にも立たないことを表します。

4
問題

● □に当てはまる漢字を、下の「□のヒント」の漢字を使って書きましょう。

葵

水

衰

耀

街

頻

□のヒント
栄　華　枯　盛　繁　山

正答数
／6

熟語リレー

4 解答

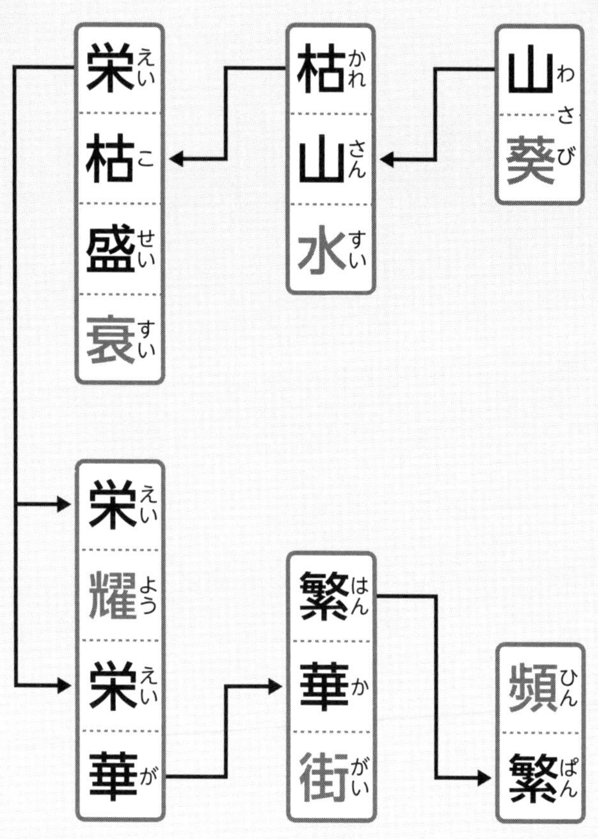

解 説

「枯山水」は、水を使わないで、地形によって山水を表現する庭園様式のことをいい、京都の龍安寺の石庭などが有名です。また、「栄枯盛衰（えいこせいすい）」は、栄えたり衰えたりすることを意味し、「栄耀栄華（えいようえいが）」は、高い地位を得て、おごりたかぶり、ぜいたくをすることを意味します。

熟語リレー

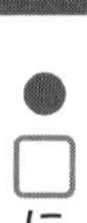

●□に当てはまる漢字を、下の「□のヒント」の漢字を使って書きましょう。

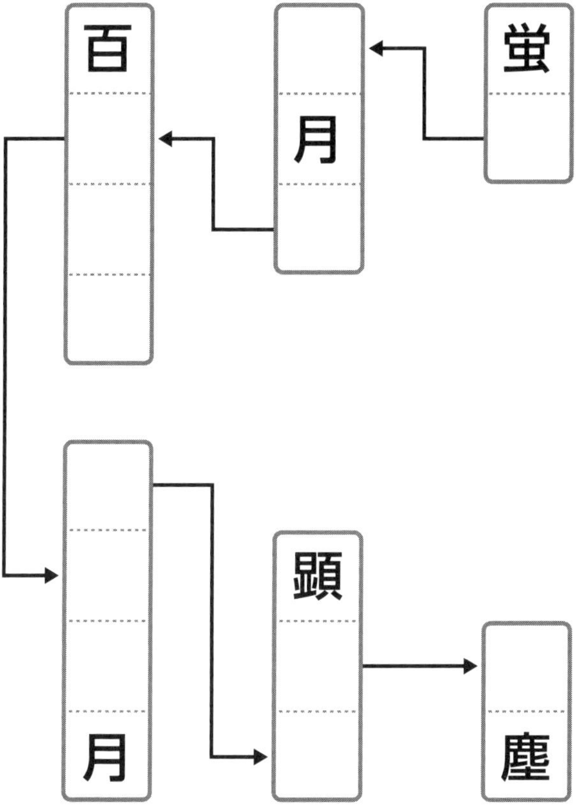

蛍□ → □月□ → 百□□□ → □□□月 → 顕□□ → □塵

□のヒント

花　鏡　水　雪　微　乱　繚

正答数

／6

熟語リレー 5 解答

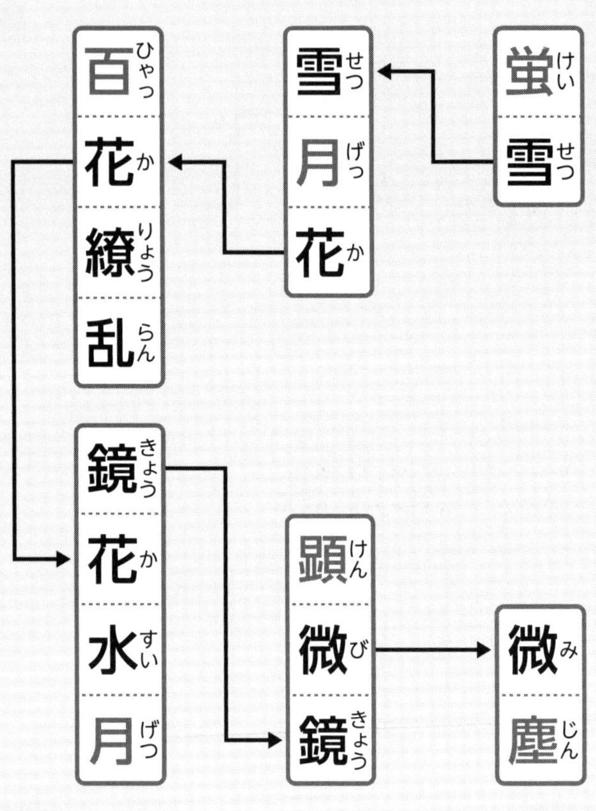

解説

「百花繚乱（ひゃっかりょうらん）」は、いろいろな花が咲き乱れている様子を意味することから転じて、多くのすぐれた人物が現れてりっぱな業績をあげることを意味します。また、「鏡花水月（きょうかすいげつ）」は、鏡に映った花と水に映った月を意味することから転じて、目には見えるが手に取ることができないものや、儚く消えていく幻のたとえとして使用されます。

特別な読み方しりとり

1 問題

●（　）内の漢字の読みを、左下の「□のヒント」を参考にして書きましょう。

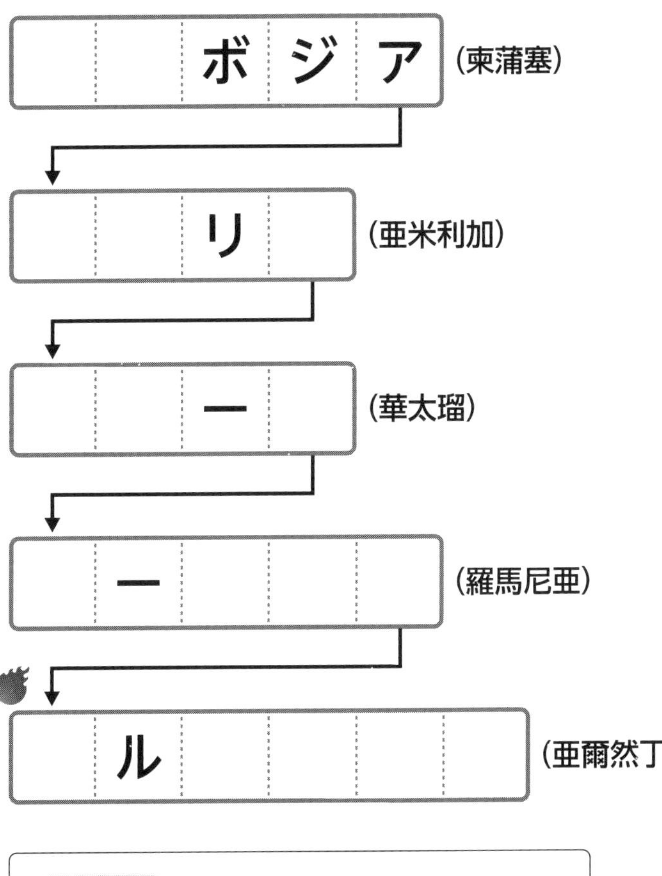

□のヒント

ア　カ　ゼ　タ　チ　ニ　メ
マ　ル　ン　　　（重複使用可）

正答数

／5

特別な読み方しりとり

1 解答

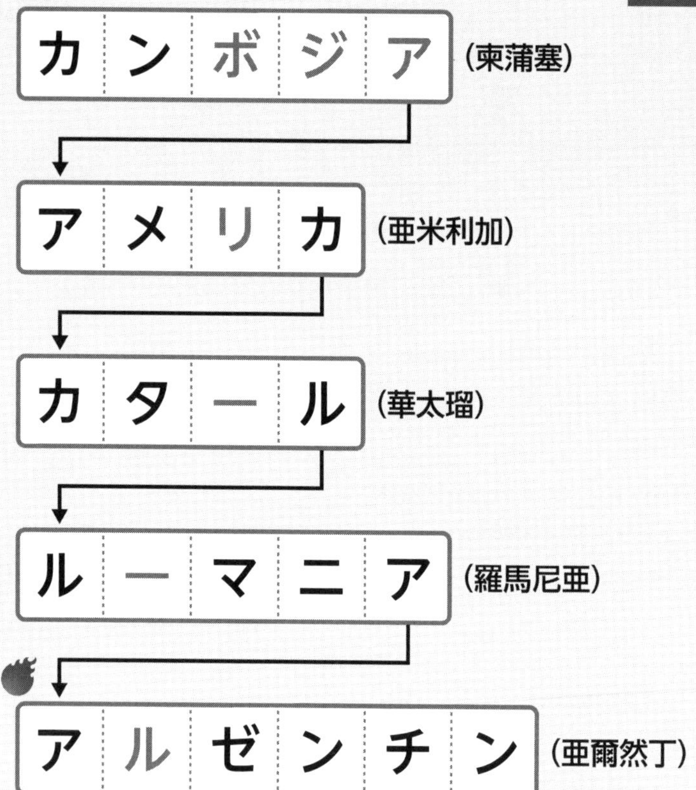

解説

「アメリカ」には、「亜墨利加」や「亜美利加」など複数の当て字が存在します。他にも、インドは「印度」と表されることが多いですが、「インド」を「インディア」と読みかえて漢字を当てると、「応帝亜」と表すパターンもあります。このように、外国の地名・国名を表す漢字は、非常に複雑な成立のしかたをしているものもあります。

特別な読み方しりとり

2
問題

●（　）内の漢字の読みを、左下の「□のヒント」を参考にして書きましょう。

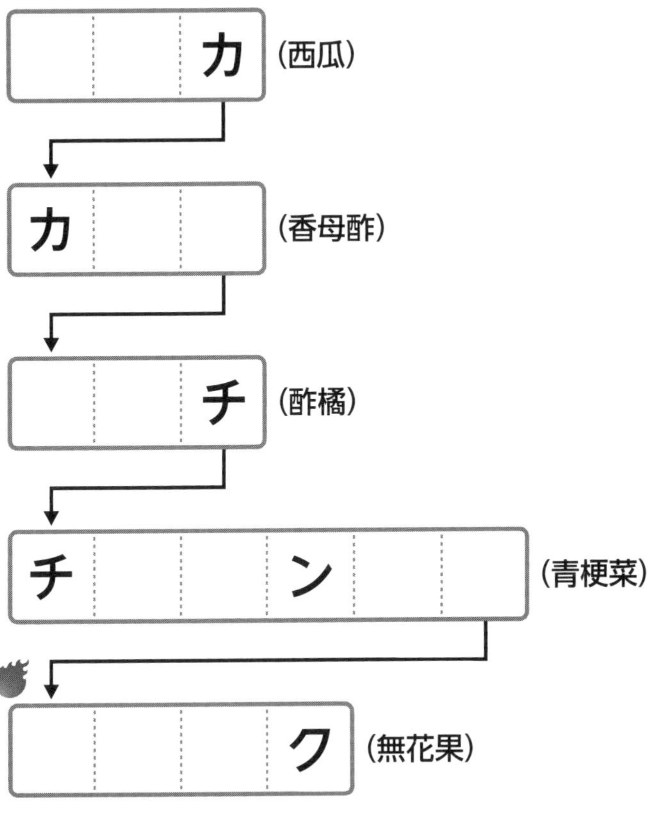

□のヒント

イ　ボ　サ　ス　チ　ン　ゲ
ジ　ダ　（重複使用可）

正答数

／5

特別な読み方しりとり

2
解答

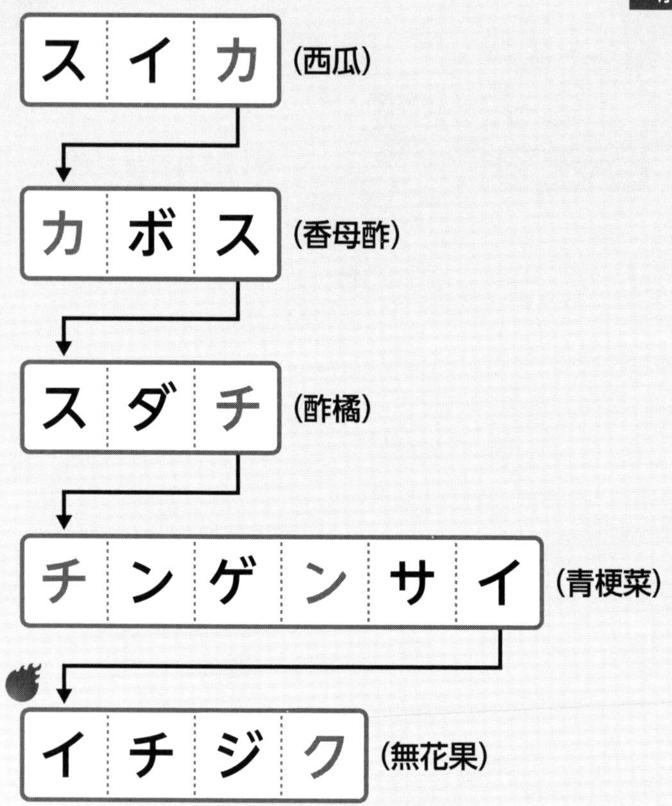

解説

野菜や果物の漢字表記は、特殊な読み方をするものが多く、難読漢字が多いです。例えば、「瓜」を使う漢字には「西瓜（スイカ)」のほかに、「南瓜（カボチャ)」、「胡瓜（キュウリ)」、「糸瓜（ヘチマ)」などがあります。

特別な読み方しりとり

3 問題

●（　）内の漢字の読みを、左下の「□のヒント」を参考にして書きましょう。

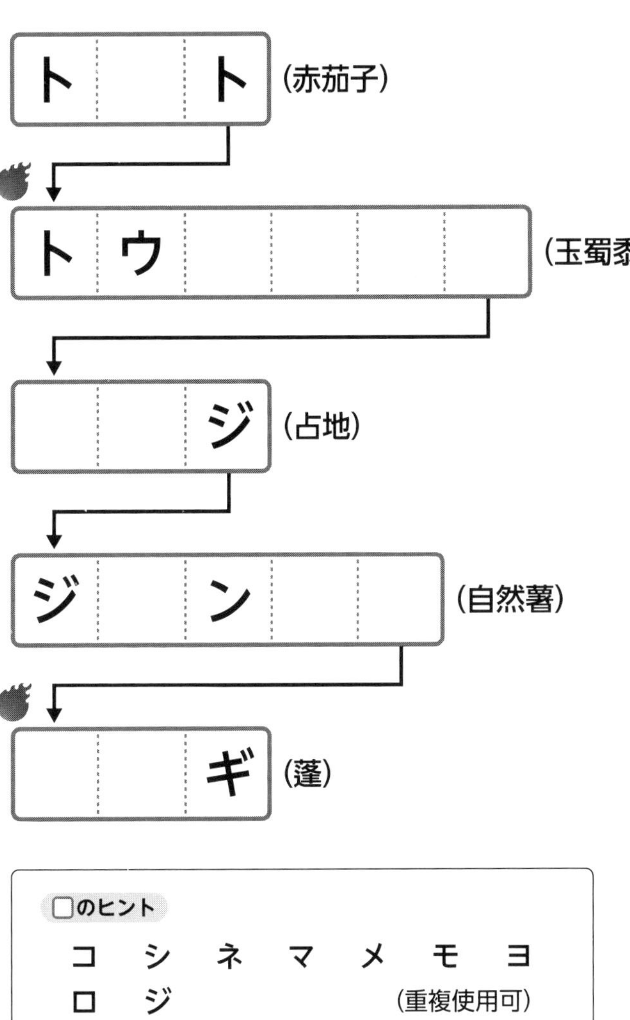

□のヒント

コ　シ　ネ　マ　メ　モ　ヨ
ロ　ジ　（重複使用可）

正答数　／5

特別な読み方しりとり

3 解答

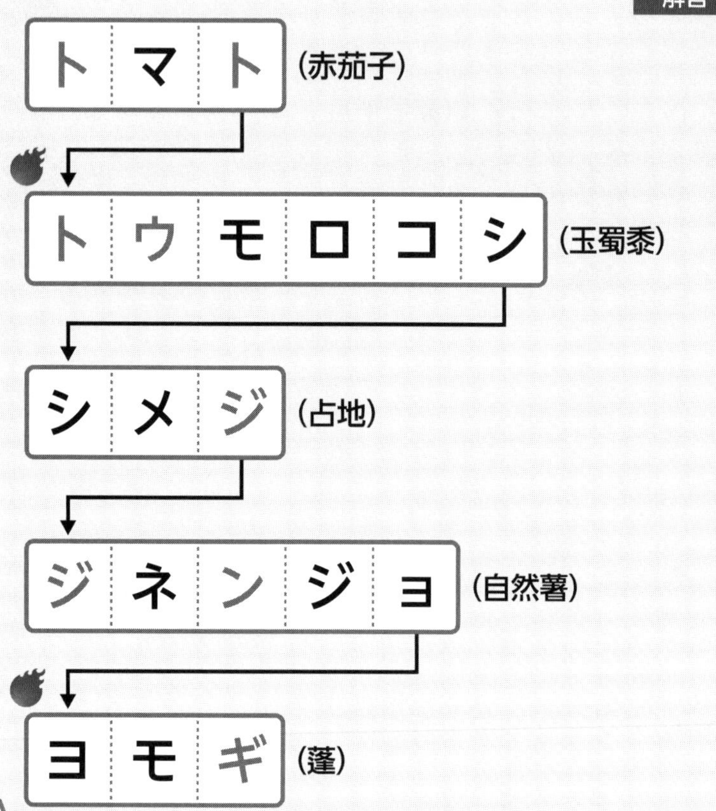

解説

野菜や果物を漢字表記する場合、複数の表記の仕方があるものがあります。例えば、「トマト」はほかにも「蕃茄」、「シメジ」は「湿地」とも書きます。「キャベツ」は「甘藍」「球(玉)菜」、「ホウレンソウ」は「法蓮草」「鳳蓮草」「菠薐草」など、「カリフラワー」は「花椰菜」「花甘藍」と書きます。

特別な読み方しりとり

4
問題

●（　）内の漢字の読みを、左下の「□のヒント」を参考にして書きましょう。

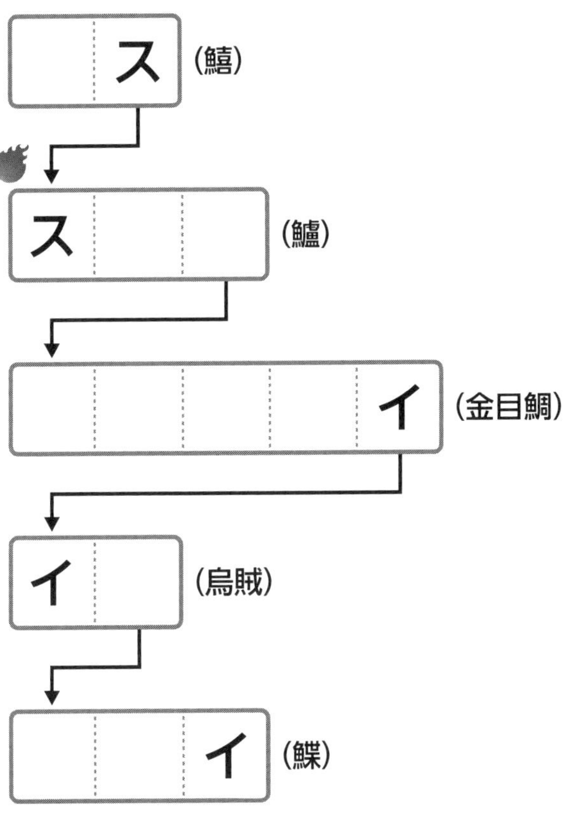

□のヒント

カ　キ　ズ　ダ　メ　レ　ン

（重複使用可）

正答数

／5

特別な読み方しりとり

4
解答

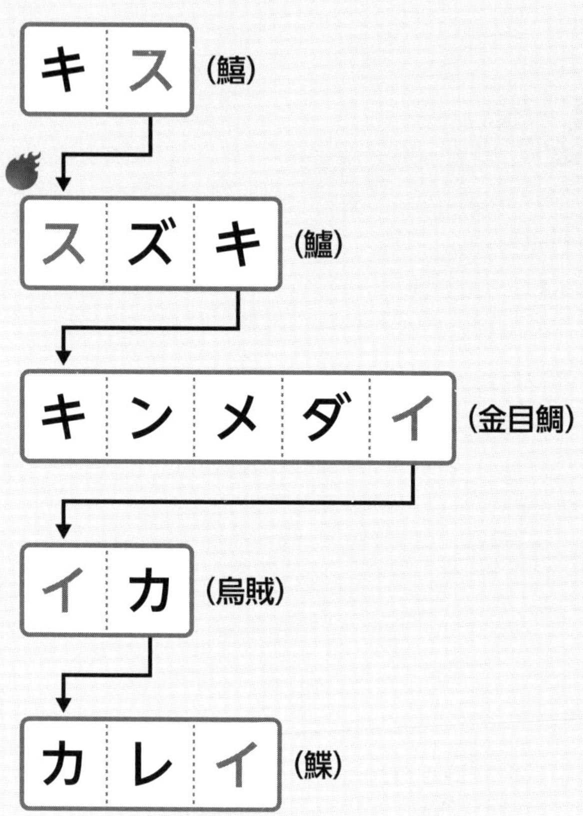

解説

「鱸（スズキ）」は出世魚で幼魚を「鮬（セイゴ）」、やや成長したものを「フッコ」または「ハネ」と呼びます。このように、成長段階において名称が変わる魚としては鰤（ブリ）が有名です。

5 問題

●（　）内の漢字の読みを、左下の「□のヒント」を参考にして書きましょう。

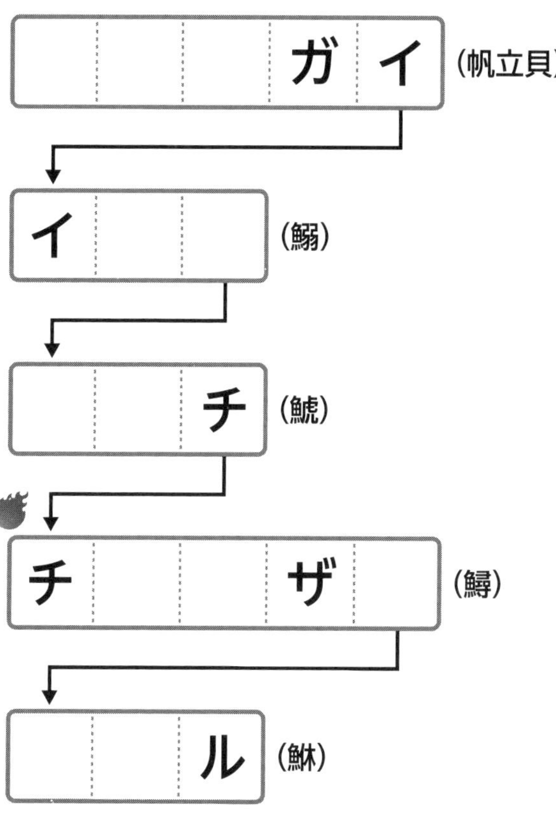

□のヒント

ウ　シ　タ　テ　ホ　メ　ワ
ヨ　ヤ　バ　（重複使用可）

正答数

／5

特別な読み方しりとり

5
解答

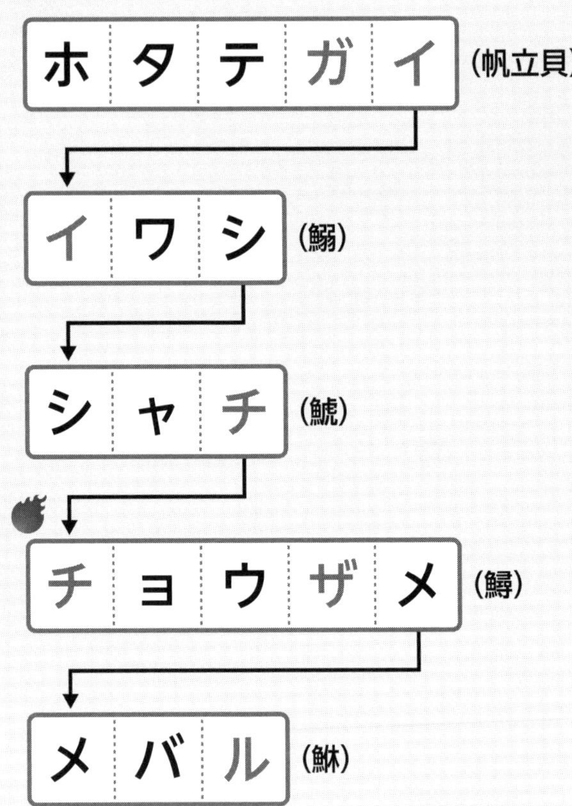

解説

魚の名称は魚偏を用いて、難読漢字一字で表記されるものが多いです。その中には、「鱘（チョウザメ）」のように、一文字で長い名称のものもあります。また、「チョウザメ」は「蝶鮫」とも表記されるように、複数の表記の仕方があるものもあります。

特別な読み方しりとり

6 問題

●（　）内の漢字の読みを、左下の「□のヒント」を参考にして書きましょう。

	ワ					
(桑)

ワ	ス				
(勿忘草)

		ス		
(百日紅)

			ウ
(竜胆)

ウ				ズ	
(靫葛)

□のヒント

カ　ク　サ　ツ　ナ　ラ　リ
ル　レ　ン　グ　ド　ベ　ボ

正答数

／5

特別な読み方しりとり

6 解答

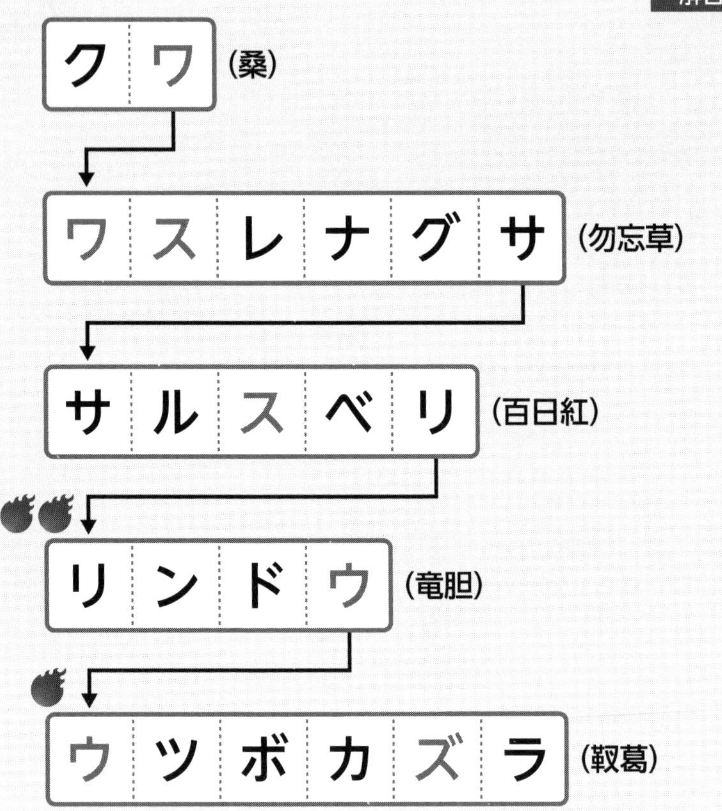

解説

「靫葛（ウツボカズラ)」は「靫蔓」とも書きます。
植物名は、当て字のような難読漢字で表記されるものが多いです。
「薊（アザミ)」や「女郎花（オミナエシ)」、「仙人掌（サボテン)」、「躑躅（ツツジ)」など。音訓読みに対応しないものもあります。

特別な読み方しりとり

7 問題

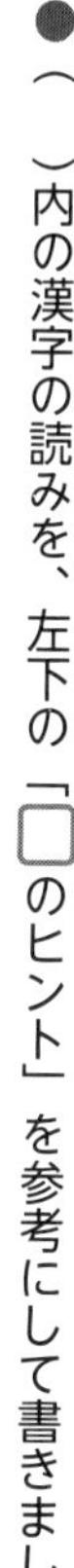
●（　）内の漢字の読みを、左下の「□のヒント」を参考にして書きましょう。

ワ			コ	ウ

（吾亦紅）

↓

ウ	コ	

（五加木）

↓

		ギ	

（羊蹄）

↓

			ヤ	

（芍薬）

↓

	コ

（枸杞）

□のヒント

ク　シ　モ　ヤ　レ　ギ

（重複使用可）

正答数

／5

特別な読み方しりとり

7 解答

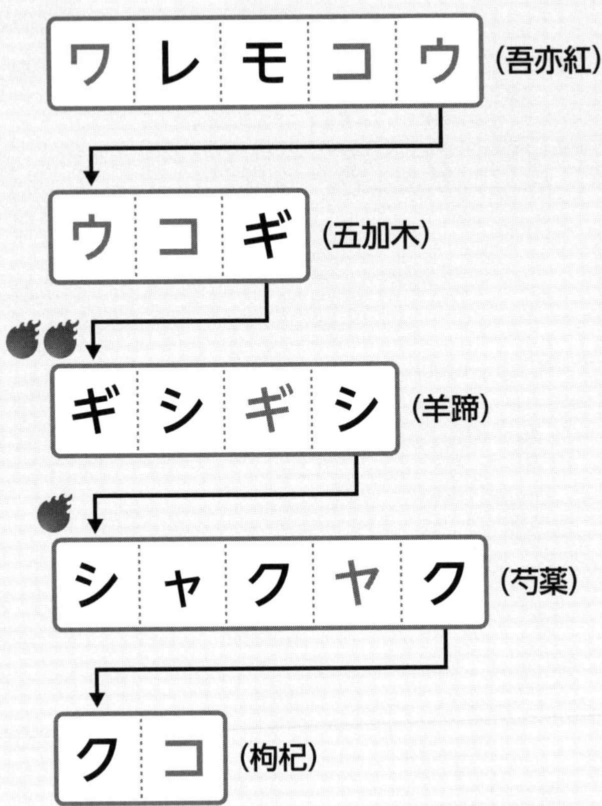

解 説

「枸杞（クコ）」はナス科の落葉低木で、夏に淡紫色の花をつけます。若葉は食用として、果実は薬用として使用されています。杏仁豆腐の上に載っている赤い実が、「クコ」の実として一般的に周知されています。

特別な読み方しりとり

8
問題

●（　）内の漢字の読みを、左下の「□のヒント」を参考にして書きましょう。

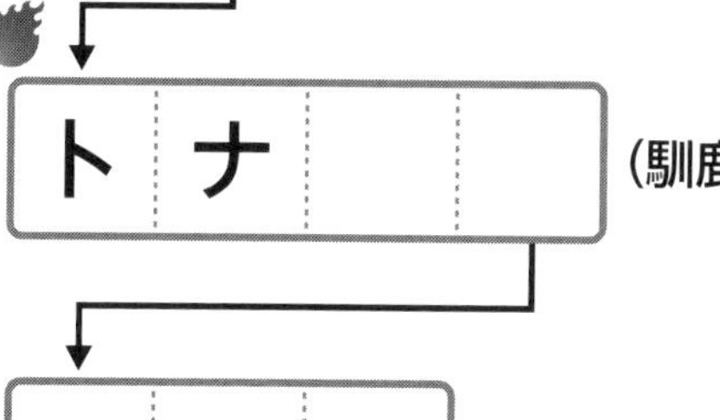

□ト（鳩）

トナ□□（馴鹿）

□□カ（海豚）

カ□□ム□（蝸牛）

□ス（栗鼠）

□のヒント

イ　カ　タ　ツ　ハ　リ　ル

正答数

／5

特別な読み方しりとり

8
解答

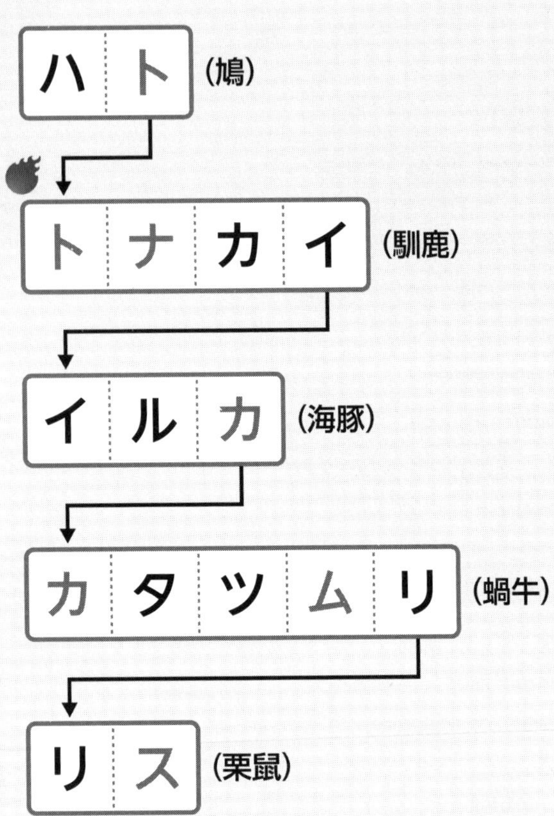

解説

「馴鹿（トナカイ)」は、人に飼い慣らされた（家畜にすることが可能な）鹿という意味からついた名称です。「蝸牛（カタツムリ)」は、中国語の表記をそのまま和名のカタツムリに当てて使用したもので、音読みをして「かぎゅう」とも呼ばれます。

1 問題

●バラバラになったパーツを組み合わせてできる漢字一文字を、□の中に書き、連想される四字熟語を完成させましょう。

例

ノ 丶 亻 王

右 往 左 往

攵 厶 彳 月

□ 頭 □ 尾

力 攵 矛 雨

雲 □ □ 消

一 厶 土 刂

□ 人 未 □

正答数

／3

合体漢字

1 解答

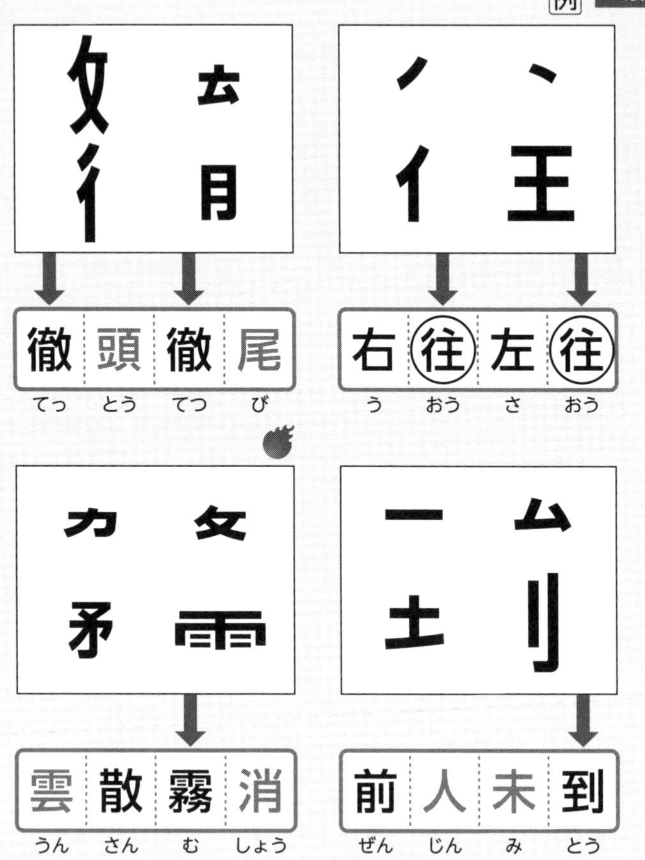

解説

「人」という漢字は、『二人の人間が支え合っている姿』と解釈すると、二本の線が重なった合体漢字と捉えることもできますが、そうではありません。実際には、一人の人間が立っている姿を横から見た形とされ、成り立ちとしては象形文字に分類されます。

2

問題

●バラバラになったパーツを組み合わせてできる漢字一文字を、□の中に書き、連想される四字熟語を完成させましょう。

威			々

無		乾	

春		秋	

桜		爛	

正答数

／4

合体漢字

2

解答

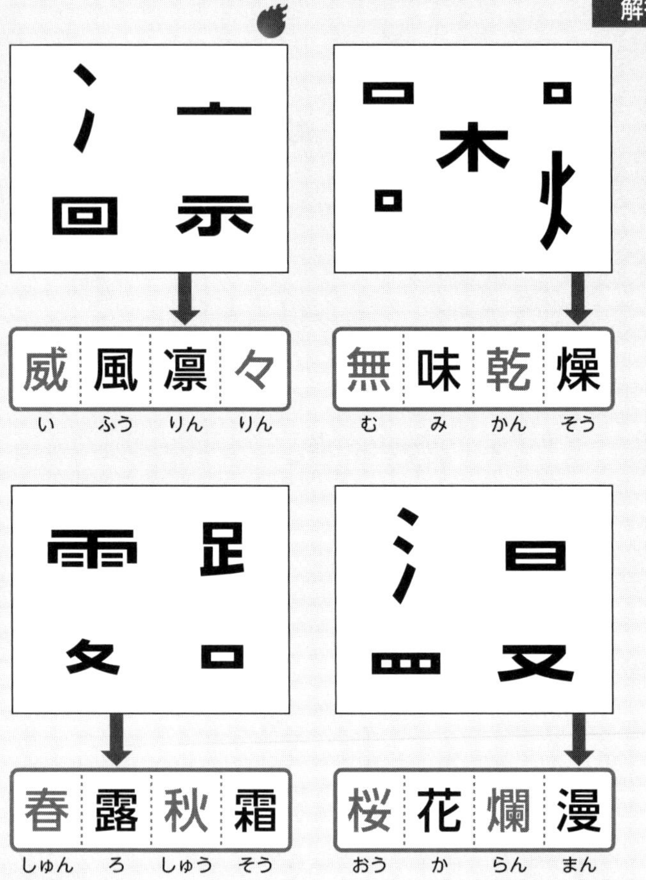

解説

「威風凛々」は、威厳や貫禄に満ちた容姿や態度のことです。
「春露秋霜」は、「春露」で恵みを、「秋霜」で威厳を表しています。
「桜花爛漫」は、桜の花が満開になって咲き乱れている様子を表しています。

3 問題

● バラバラになったパーツを組み合わせてできる漢字一文字を、□の中に書き、連想される四字熟語を完成させましょう。

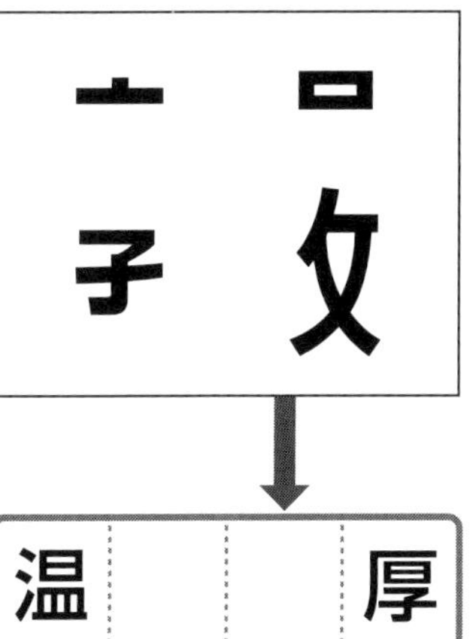

温　□　□　厚

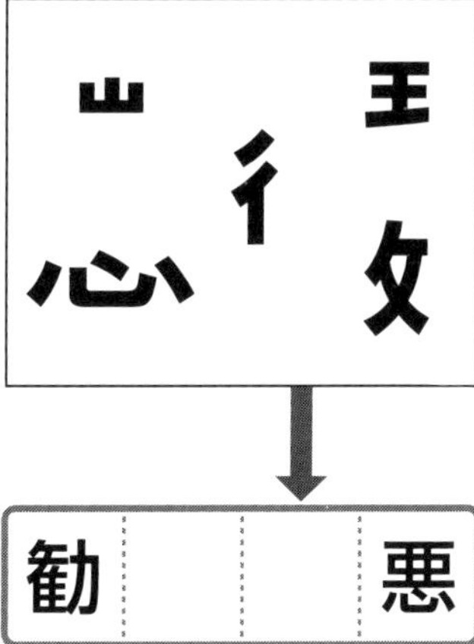

勧　□　□　悪

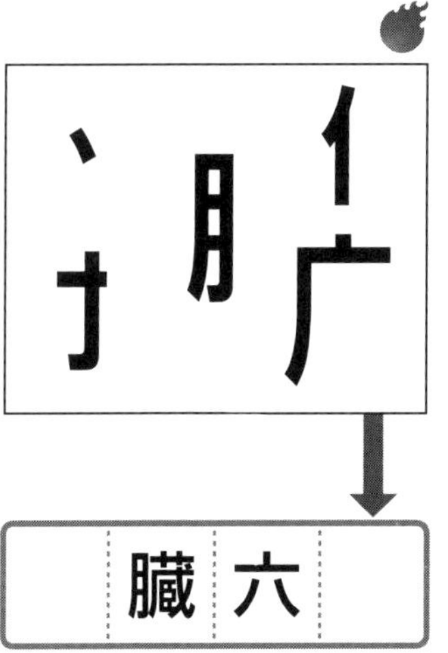

□　臓　六　□

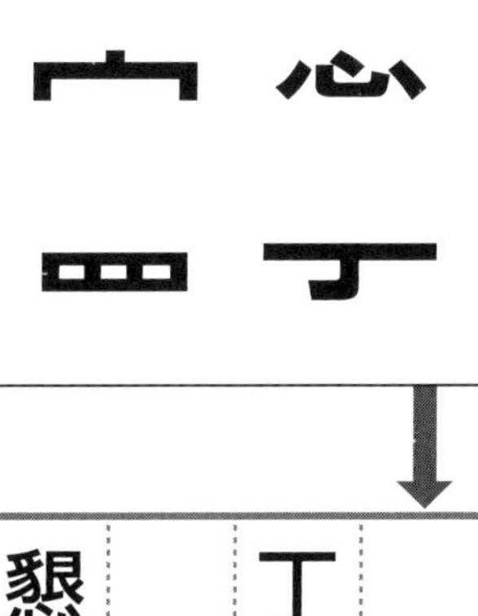

懇　□　丁　□

正答数

／4

合体漢字

3
解答

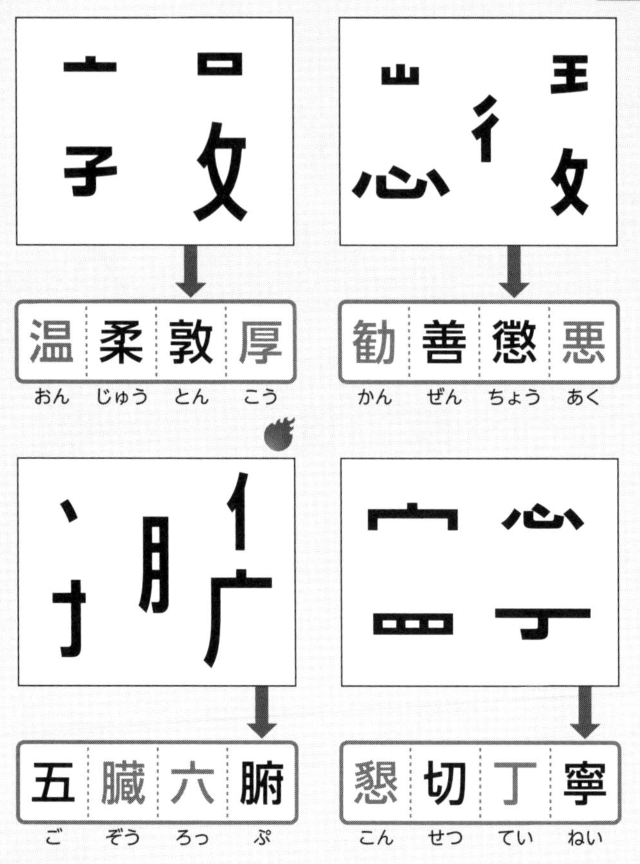

解説

「温柔敦厚」は、おだやかでやさしく、誠実で人情に厚いという意味です。
「五臓六腑」は、五臓（心臓・肺臓・肝臓・腎臓・脾臓）と六腑（胃・小腸・大腸・膀胱・胆嚢・三焦）の総称です。

4 問題

●バラバラになったパーツを組み合わせてできる漢字一文字を、□の中に書き、連想される四字熟語を完成させましょう。

青			水

	石		交

	水	不	

不		不	

正答数

／4

4 解答

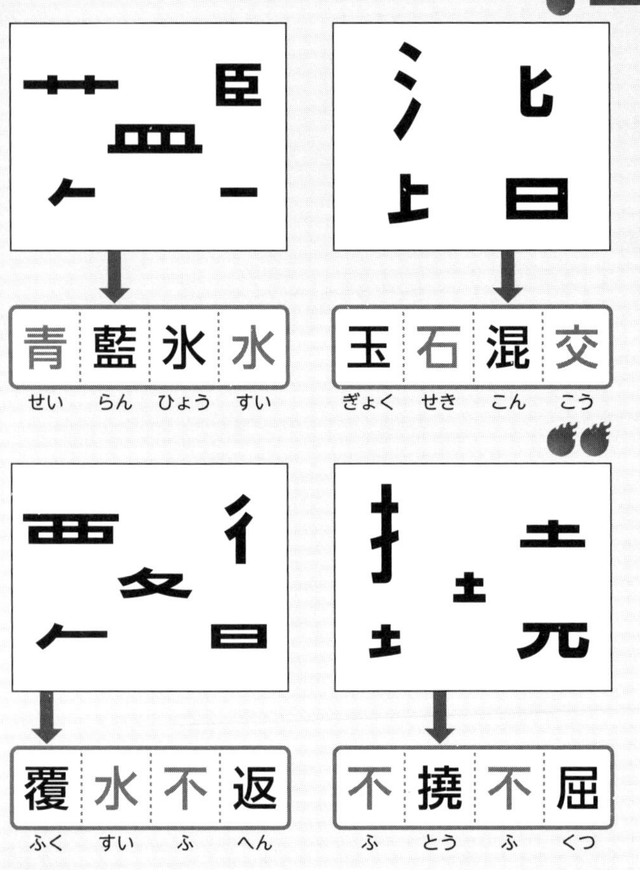

解説

「青藍氷水」は、「青は之を藍より取りて藍よりも青し。氷は水之を為して水より寒し」から、弟子が師匠を超えることのたとえです。「覆水不返」は、「覆水盆に返らず」から、いったん離婚した夫婦は元どおりにならないことのたとえです。

5 問題

●バラバラになったパーツを組み合わせてできる漢字一文字を、□の中に書き、連想される四字熟語を完成させましょう。

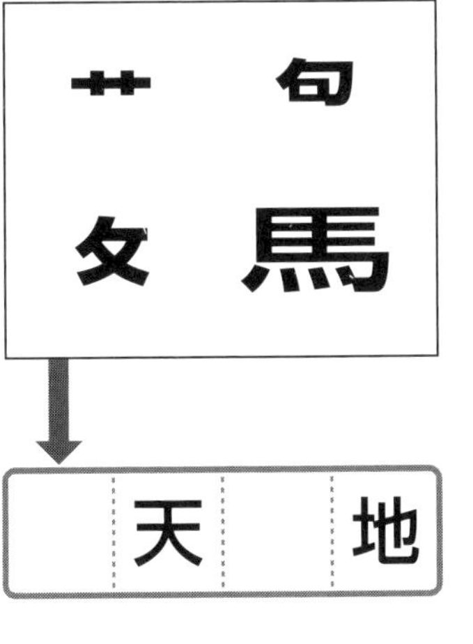

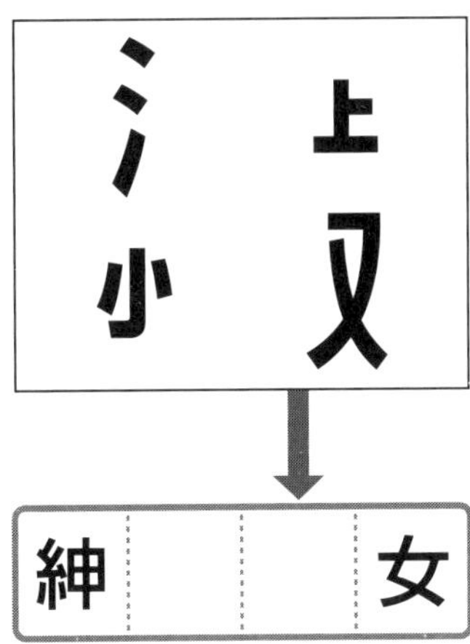

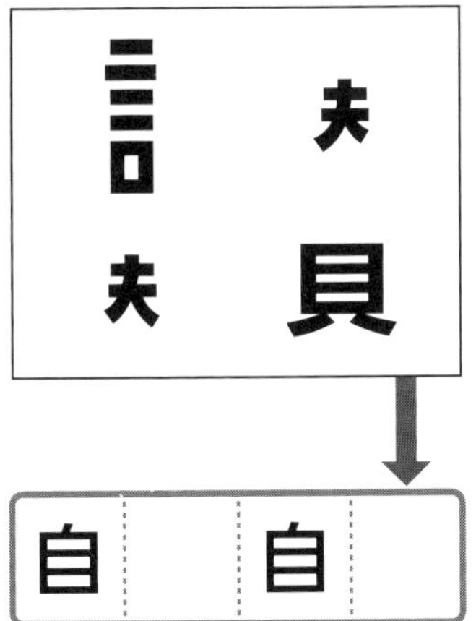

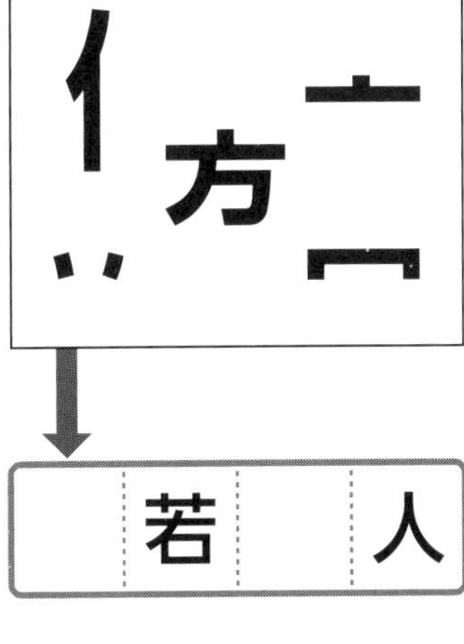

正答数

／4

合体漢字

5 解答

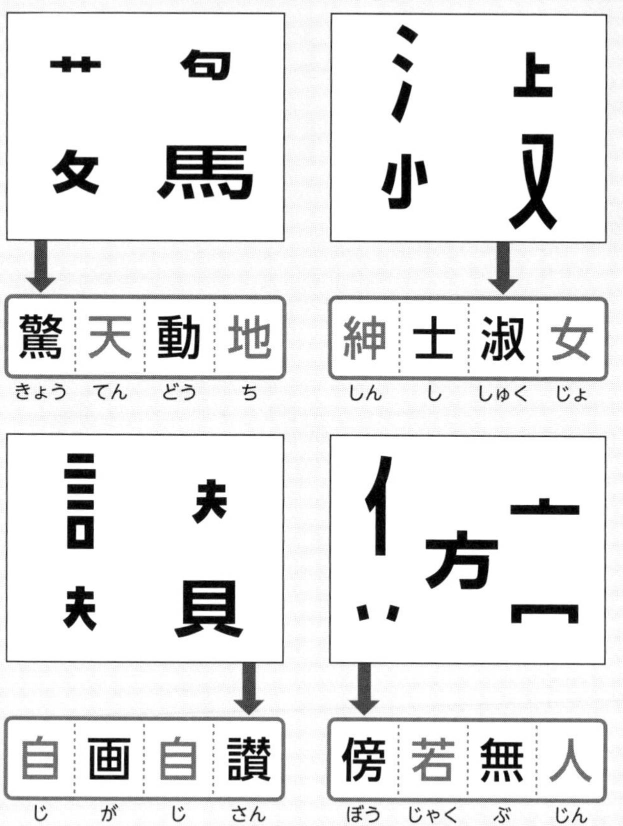

解説

「驚天動地」は、世間をあっと驚かせることです。

「傍若無人」は、人に遠慮のないことを言ったり自分勝手な行動をしたりすることです。

「自画自讃」は、自分で自分を、または自分のしたことをほめることです。

6 問題

● バラバラになったパーツを組み合わせてできる漢字一文字を、□の中に書き、連想される四字熟語を完成させましょう。

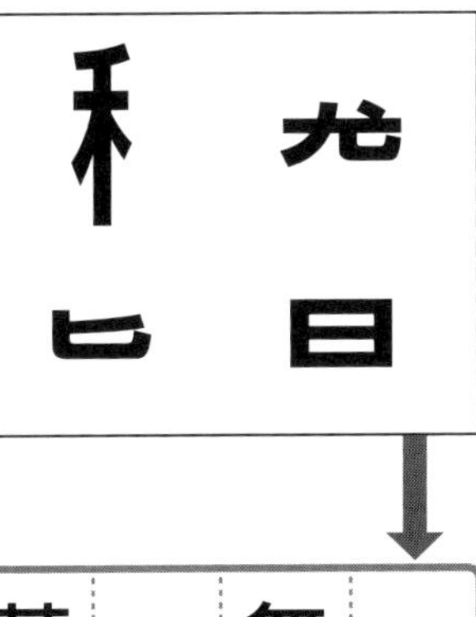

荒	□	無	□

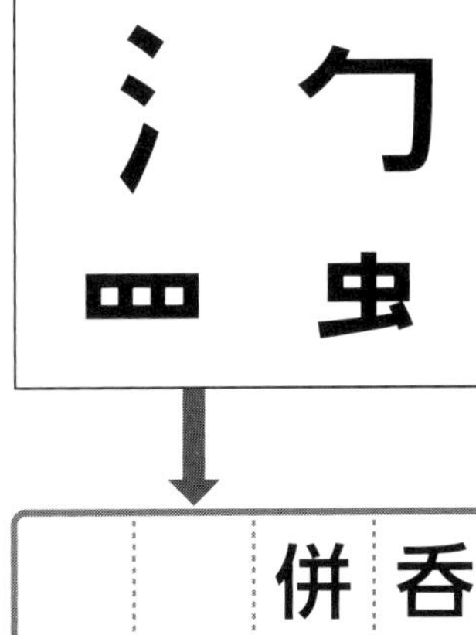

□	□	併	呑

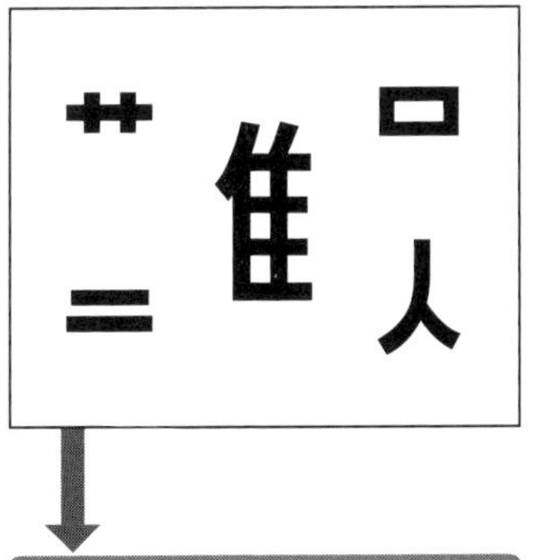

□	攻	□	落

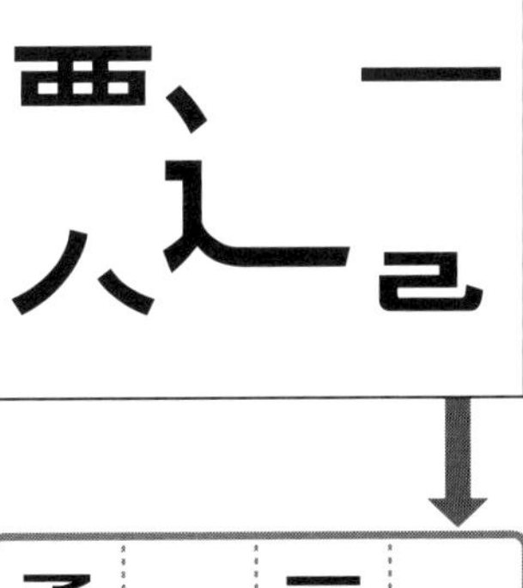

孟	□	三	□

正答数 ／4

合体漢字

6
解答

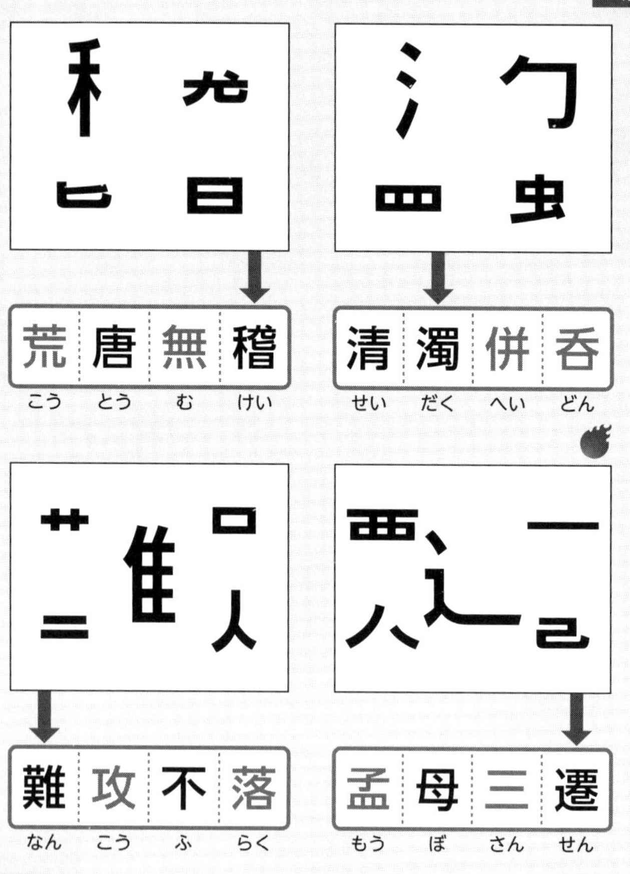

解説

「荒唐無稽」は、根拠がなく、非現実的なことです。

「孟母三遷」は、子どもの教育やしつけには環境が大切であるという教訓です。

「難攻不落」は、攻めにくくて容易に陥落しないということです。

合体漢字

7 問題

●バラバラになったパーツを組み合わせてできる漢字一文字を、□の中に書き、連想される四字熟語を完成させましょう。

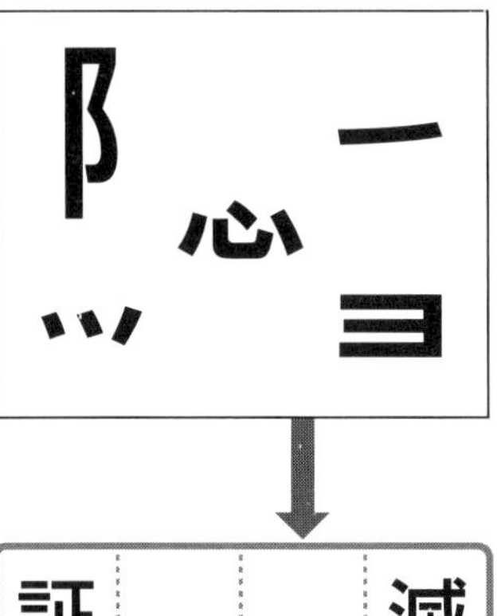

証			滅

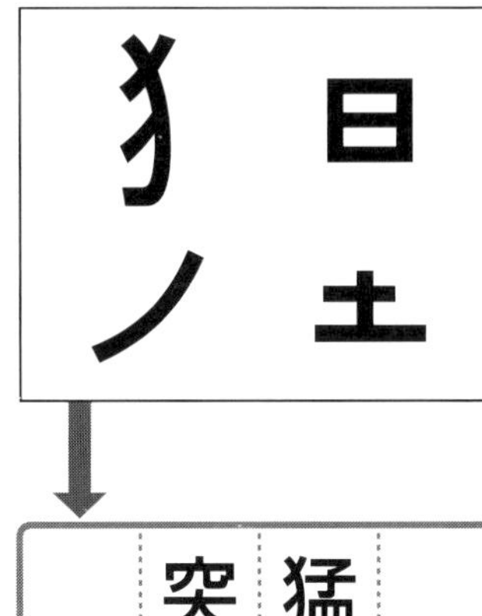

	突	猛	

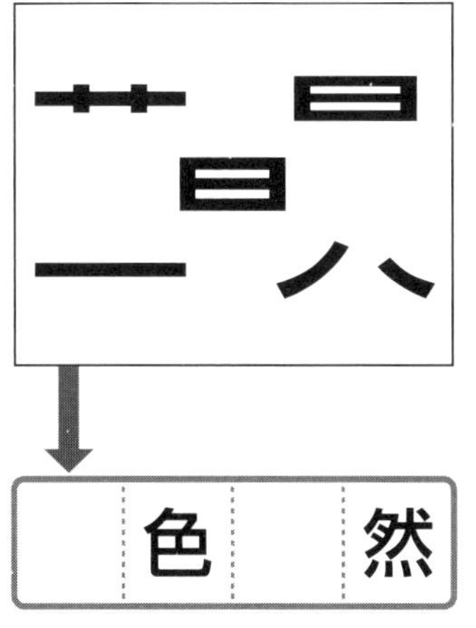

	色		然

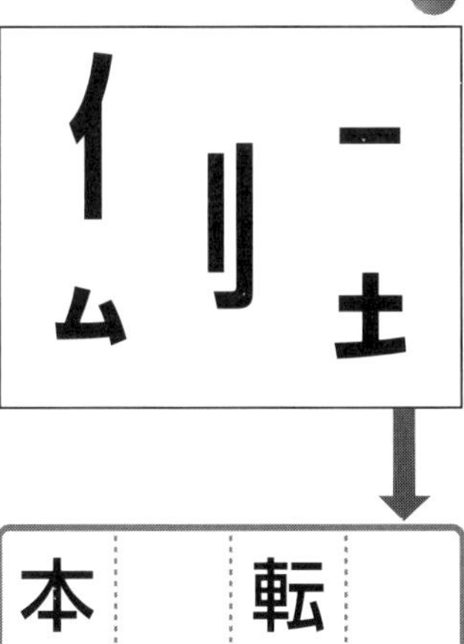

本		転	

正答数

／4

合体漢字

7
解答

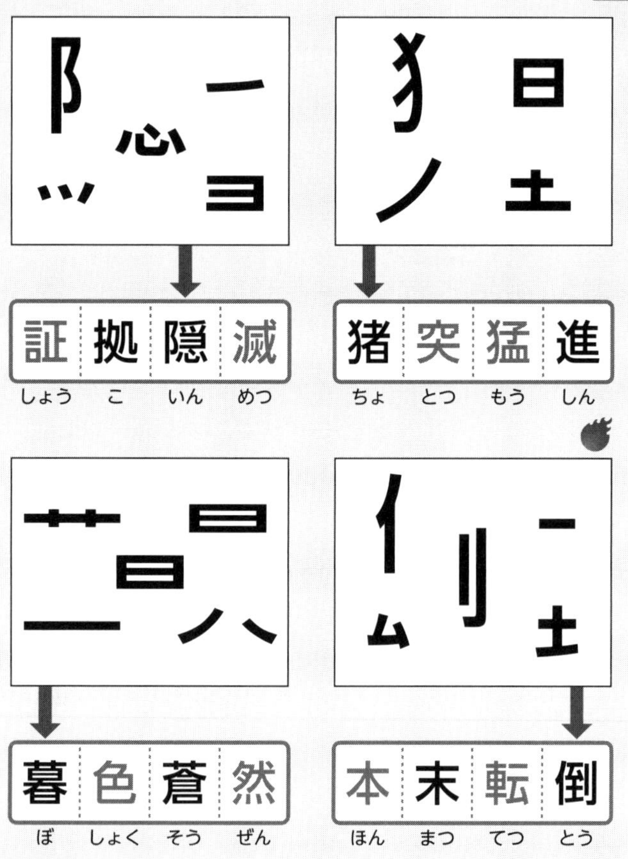

解説

「本末転倒」は、物事の根本となる重要なものと、そうでないものを取り違えることです。

「暮色蒼然」は、夕暮れどき、徐々にあたりが薄暗くなっていく様子のことです。

8 問題

●バラバラになったパーツを組み合わせてできる漢字一文字を、□の中に書き、連想される四字熟語を完成させましょう。

宀 儿
身 弓

困□□乏

弓 人
一 疒

満身□□

忄 米
夕 牛

同□相□

忄 十
䒑 貝

発□□起

正答数

／4

合体漢字

8
解答

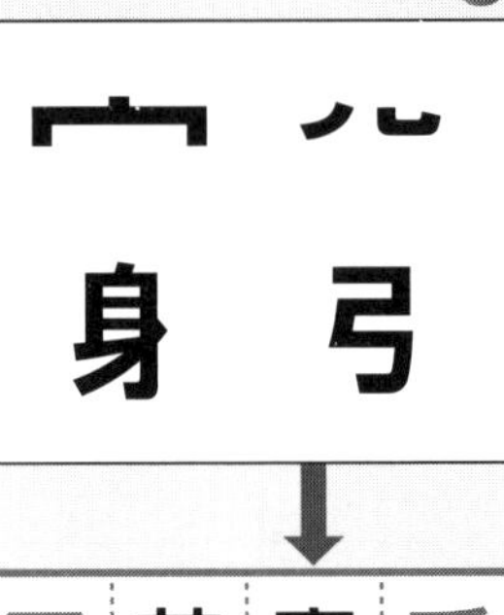

困	苦	窮	乏
こん	く	きゅう	ぼう

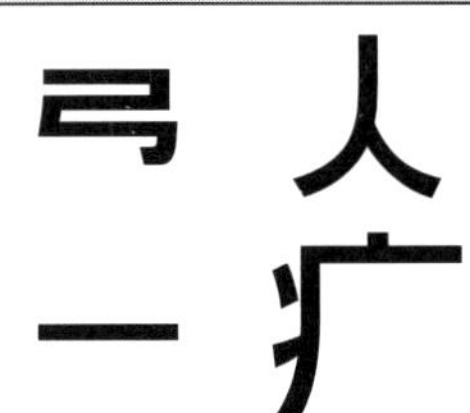

満	身	創	痍
まん	しん	そう	い

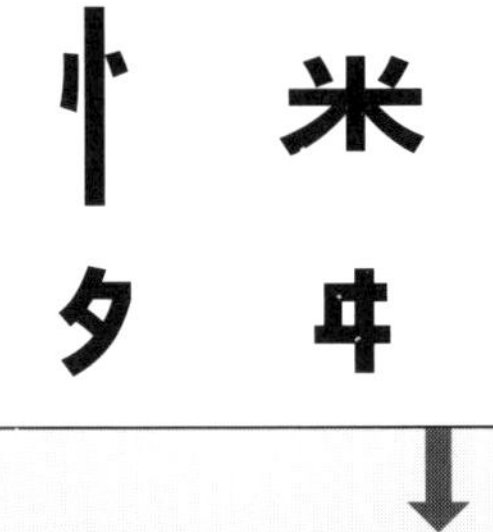

同	病	相	憐
どう	びょう	そう	りん(れん)

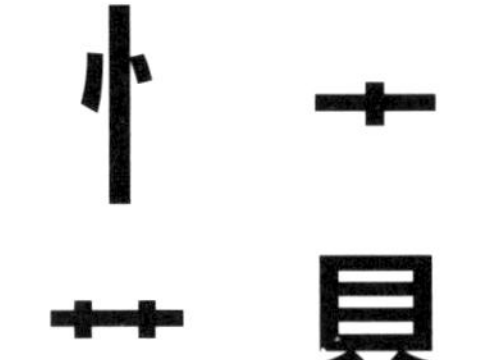

発	憤	興	起
はっ	ぷん	こう	き

解説

「困苦窮乏」は、必要なものが乏しく、生活に窮して困り苦しむことです。
「発憤興起」は、心を奮い起こして立ち上がることです。
「同病相憐」は、同じ病気に苦しむ人々が、互いに同情し合うことです。

漢字しりとり迷路

1
問題

●スタートから二字熟語または三字熟語、四字熟語のしりとりで線を引き、ゴールまで線を結びましょう。線はタテかヨコのどちらかで引き、全てのマスを通ります。

スタート

昼	球	技	裏	口
夜	籠	巧	内	角
行	灯	妙	案	砂
答	応	疑	質	糖
辞	任	期	間	食

ゴール

スタート

割	愛	敬	意	石	高
算	目	糸	気	定	邁
盤	上	毛	投	肯	進
境	辺	羽	合	首	化
内	憂	外	患	部	身

ゴール

正答数

／2

漢字しりとり迷路

1
解答

スタート

昼	球	技	裏	口
夜	籠	巧	内	角
行	灯	妙	案	砂
答	応	疑	質	糖
辞	任	期	間	食

ゴール

昼夜→夜行→行灯→灯籠→籠球→
球技→技巧→巧妙→妙案→案内→
内裏→裏口→口角→角砂糖→
糖質→質疑応答→答辞→辞任→
任期→期間→間食

スタート

割	愛	敬	意	石	高
算	目	糸	気	定	邁
盤	上	毛	投	肯	進
境	辺	羽	合	首	化
内	憂	外	患	部	身

ゴール

割愛→愛敬→敬意→意気投合→
合羽→羽毛→毛糸→糸目→目算→
算盤→盤上→上辺→辺境→境内→
内憂外患→患部→部首→首肯→
肯定→定石→石高→高邁→邁進→
進化→化身

漢字しりとり迷路

2

問題

●スタートから二字熟語または三字熟語、四字熟語のしりとりで線を引き、ゴールまで線を結びましょう。線はタテかヨコのどちらかで引き、全てのマスを通ります。

スタート

月	道	草	花	鳥
下	弓	梓	上	風
美	中	耳	炎	月
人	術	芸	園	餅
肉	醤	油	田	米

ゴール

スタート

避	雷	針	袋	小	路
裏	地	路	足	軸	傍
山	吹	奏	楽	車	若
機	風	扇	団	客	無
運	転	手	裏	剣	人

ゴール

正答数

／2

漢字しりとり迷路

2 解答

スタート

月	道	草	花	鳥
下	弓	梓	上	風
美	中	耳	炎	月
人	術	芸	園	餅
肉	醤	油	田	米

ゴール

月下美人→人肉→肉醤→醤油→
油田→田園→園芸→芸術→術中→
中耳炎→炎上→上梓→梓弓→
弓道→道草→草花→花鳥風月→
月餅→餅米

スタート

避	雷	針	袋	小	路
裏	地	路	足	軸	傍
山	吹	奏	楽	車	若
機	風	扇	団	客	無
運	転	手	裏	剣	人

ゴール

避雷針→針路→路地裏→裏山→
山吹→吹奏楽→楽団→団扇→
扇風機→機運→運転手→手裏剣→
剣客→客車→車軸→軸足→足袋→
袋小路→路傍→傍若無人

漢字しりとり迷路

3 問題

●スタートから二字熟語または三字熟語、四字熟語のしりとりで線を引き、ゴールまで線を結びましょう。線はタテかヨコのどちらかで引き、全てのマスを通ります。

スタート

青	算	段	落	日
二	珠	数	品	進
才	色	兼	備	月
話	神	祖	道	歩
題	名	所	旧	跡

ゴール

スタート

日	本	一	部	始	終
世	出	不	外	門	始
界	度	胸	中	用	一
地	像	痛	腹	通	貫
図	解	手	水	風	船

ゴール

正答数

／2

漢字しりとり迷路

3

解答

スタート

青	算	段	落	日
二	珠	数	品	進
才	色	兼	備	月
話	神	祖	道	歩
題	名	所	旧	跡

ゴール

青二才→才色兼備→備品→品数→数珠→珠算→算段→段落→落日→日進月歩→歩道→道祖神→神話→話題→題名→名所旧跡

スタート

日	本	一	部	始	終
世	出	不	外	門	始
界	度	胸	中	用	一
地	像	痛	腹	通	貫
図	解	手	水	風	船

ゴール

日本一→一部始終→終始一貫→貫通→通用門→門外不出→出世→世界地図→図解→解像度→度胸→胸中→中腹→腹痛→痛手→手水→水風船

漢字しりとり迷路

4

問題

●スタートから二字熟語または三字熟語、四字熟語のしりとりで線を引き、ゴールまで線を結びましょう。線はタテかヨコのどちらかで引き、全てのマスを通ります。

スタート

寡	識	別	額	縁
黙	認	格	差	起
敢	果	結	転	承
行	紙	飛	嫌	悪
灯	台	行	機	寒

ゴール

スタート

三	寒	四	温	液	体
記	日	絵	故	溶	脂
念	力	影	知	水	肪
態	業	月	新	吸	率
度	外	視	点	呼	先

ゴール

正答数

／2

漢字しりとり迷路

4 解答

スタート ▼

寡	識	別	額	縁
黙	認	格	差	起
敢	果	結	転	承
行	紙	飛	嫌	悪
灯	台	行	機	寒

▼ ゴール

寡黙→黙認→認識→識別→別格→格差→差額→額縁→縁起→起承転結→結果→果敢→敢行→行灯→灯台→台紙→紙飛行機→機嫌→嫌悪→悪寒

スタート ▼

三	寒	四	温	液	体
記	日	絵	故	溶	脂
念	力	影	知	水	肪
態	業	月	新	吸	率
度	外	視	点	呼	先

▼ ゴール

三寒四温→温故知新→新月→月影→影絵→絵日記→記念→念力→力業→業態→態度→度外視→視点→点呼→呼吸→吸水→水溶液→液体→体脂肪率→率先

● スタートから二字熟語または三字熟語、四字熟語のしりとりで線を引き、ゴールまで線を結びましょう。線はタテかヨコのどちらかで引き、全てのマスを通ります。

スタート

辛	没	頭	巾	着
酸	鬼	面	断	信
素	出	妖	診	用
材	神	精	康	心
質	実	剛	健	棒

ゴール

スタート

職	大	器	晩	成	就
業	拡	車	列	台	寝
務	需	窓	口	下	手
委	内	館	書	図	品
託	児	所	在	地	行

ゴール

正答数

／2

漢字しりとり迷路

5 解答

スタート

辛	没	頭	巾	着
酸	鬼	面	断	信
素	出	妖	診	用
材	神	精	康	心
質	実	剛	健	棒

ゴール

辛酸→酸素→素材→材質→質実剛健→健康診断→断面→面妖→妖精→精神→神出鬼没→没頭→頭巾→巾着→着信→信用→用心棒

スタート

職	大	器	晩	成	就
業	拡	車	列	台	寝
務	需	窓	口	下	手
委	内	館	書	図	品
託	児	所	在	地	行

ゴール

職業→業務委託→託児所→所在地→地図→図書館→館内→内需拡大→大器晩成→成就→就寝→寝台列車→車窓→窓口→口下手→手品→品行

漢字しりとり迷路

6 問題

● スタートから二字熟語または三字熟語、四字熟語のしりとりで線を引き、ゴールまで線を結びましょう。線はタテかヨコのどちらかで引き、全てのマスを通ります。

スタート

狂	言	語	道	断
顔	実	瓜	木	崖
役	不	足	材	絶
土	領	首	画	壁
産	毛	根	雪	崩

ゴール

スタート

各	利	己	的	確	執
自	金	集	真	写	行
慢	心	機	一	転	猶
鉢	火	種	接	防	予
巻	頭	寒	足	熱	血

ゴール

正答数

／2

漢字しりとり迷路 6 解答

スタート

狂	言	語	道	断
顔	実	瓜	木	崖
役	不	足	材	絶
土	領	首	画	壁
産	毛	根	雪	崩

ゴール

狂言→言語道断→断崖絶壁→壁画→画材→材木→木瓜→瓜実顔→顔役→役不足→足首→首領→領土→土産→産毛→毛根→根雪→雪崩

スタート

各	利	己	的	確	執
自	金	集	真	写	行
慢	心	機	一	転	猶
鉢	火	種	接	防	予
巻	頭	寒	足	熱	血

ゴール

各自→自慢→慢心→心機一転→転写→写真集→集金→金利→利己的→的確→確執→執行猶予→予防接種→種火→火鉢→鉢巻→巻頭→頭寒足熱→熱血

1 問題

● 調味料を表す熟語ですが、漢字の一部が消えています。正しい漢字にして熟語を完成させましょう。

例

石	米

砂	糖
さ	とう

將	由

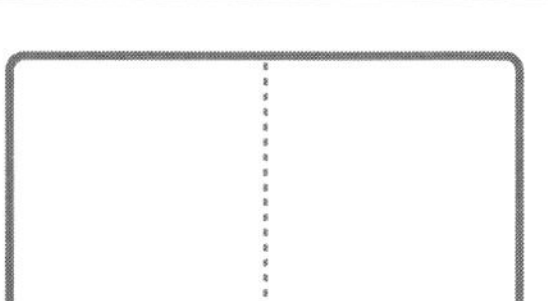

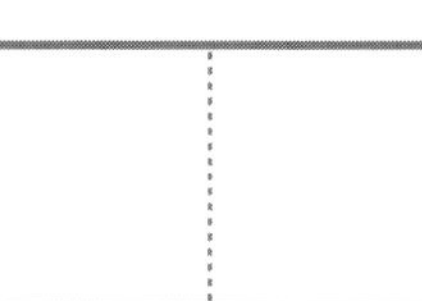

正答数

／3

分割漢字

1 解答

例

將	由
醬	油
しょう	ゆ

石	米
砂	糖
さ	とう

未	曾
味	噌
み	そ

石	盒
岩	塩
がん	えん

解説

「醬油」の「醬」や「味噌」の「噌」は、それぞれ「醤」や「噌」と書かれることもあります。複雑な方の字は「正字」、簡略化した字は、「俗字」と呼ばれています。

2 問題

●植物を表す熟語ですが、漢字の一部が消えています。正しい漢字にして熟語を完成させましょう。

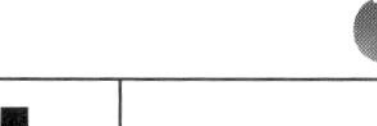
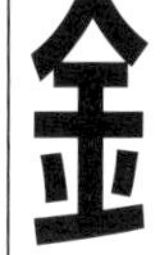
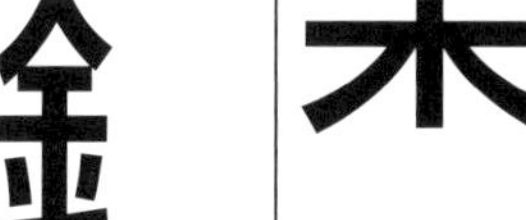

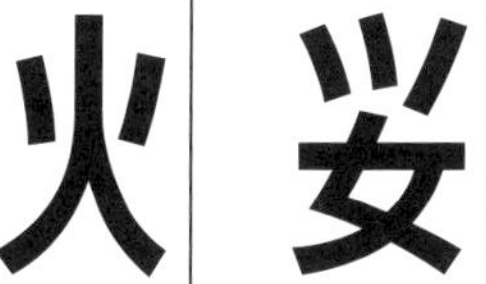
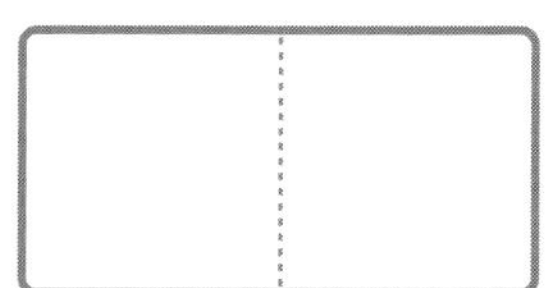
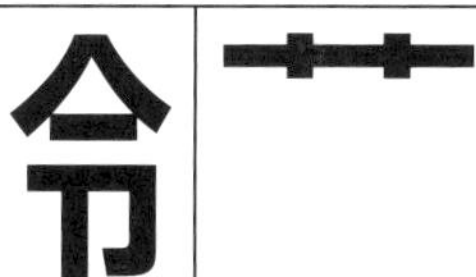
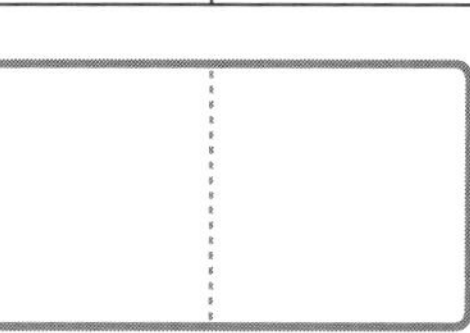

正答数

／4

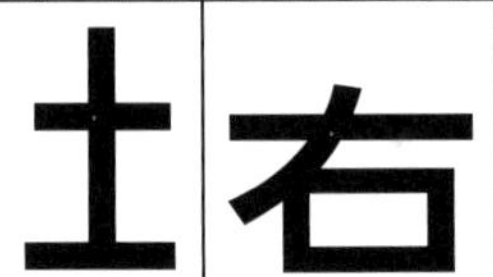

金 木

杜若

カキツバタ

銀杏

いちょう
(ぎんなん)

火 ⺌女

令 ⺾

秋桜

コスモス

鈴蘭

スズ ラン

解説

「杜若」は、「燕子花」とも表記します。また、菖蒲（アヤメ）との見た目が似ていることから、甲乙つけがたく、選ぶのに迷う時に「いずれ菖蒲か杜若」と使うことがあります。
春桜、夏桜、冬桜があり、表記のまま読み仮名をあてますが、「秋桜」だけ「コスモス」の別読みがあります。

3
問題

●植物を表す熟語ですが、漢字の一部が消えています。正しい漢字にして熟語を完成させましょう。

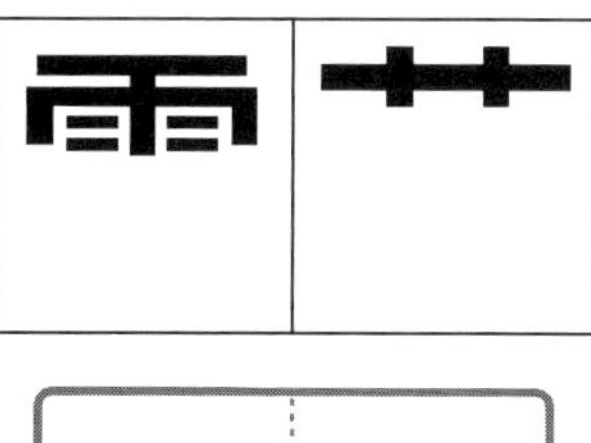

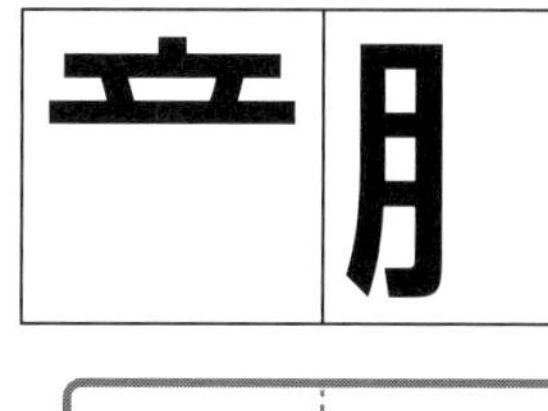

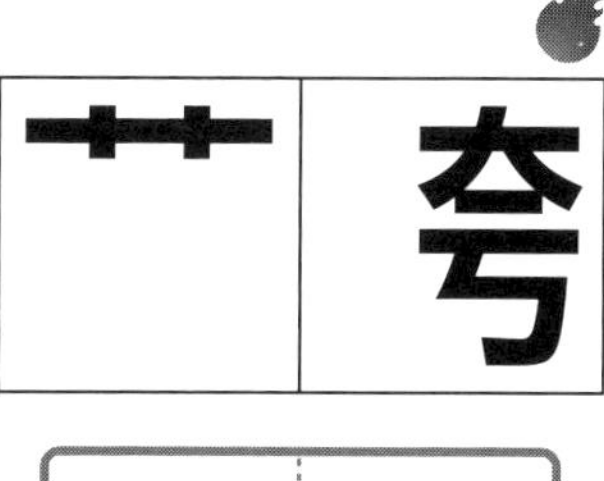

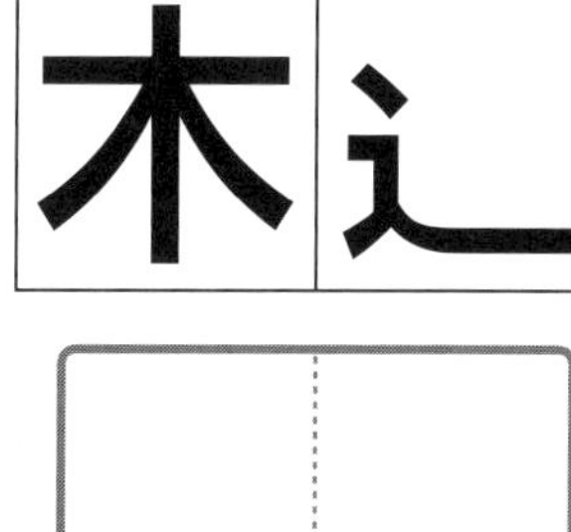

正答数
／4

分割漢字 3 解答

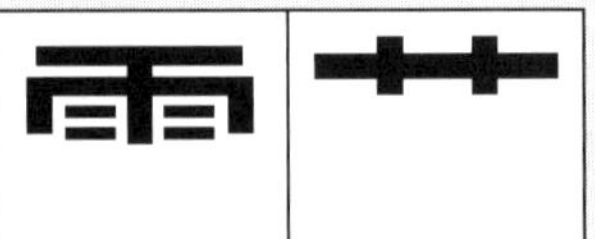

露 草
ツユ クサ

竜 胆
リン ドウ

藤 袴
フジ バカマ

木 蓮
モク レン

解説

「竜胆」の漢字の由来は、竜のひげのように根が伸び、またその根や茎がとても苦い胆(きも)のようであることとされています。
「藤袴」は秋の七草の一つ。このほかには、撫子（なでしこ)、葛（くず)、桔梗（ききょう)、萩（はぎ)、尾花（おばな)、女郎花（おみなえし）があります。

4 問題

●植物を表す熟語ですが、漢字の一部が消えています。正しい漢字にして熟語を完成させましょう。

吉	更

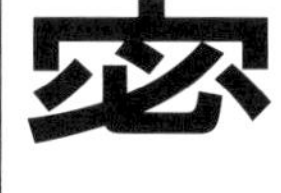
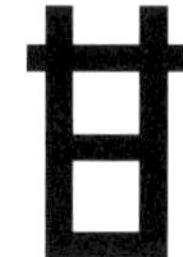
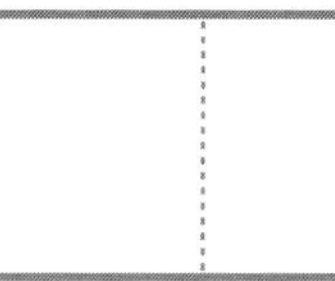

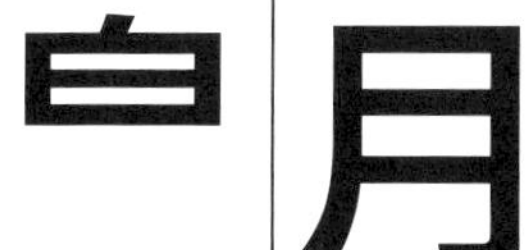
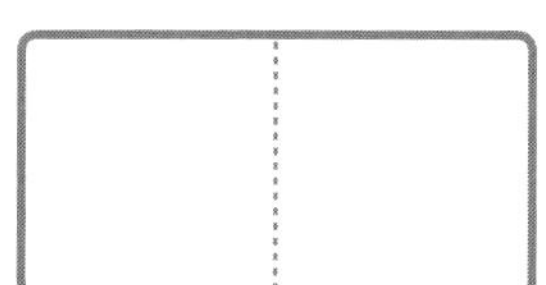

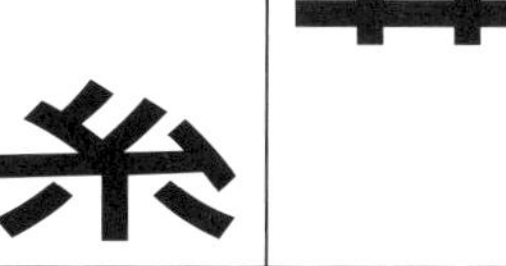
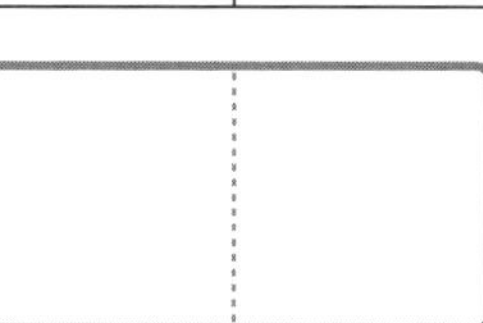

正答数

／4

分割漢字

4 解答

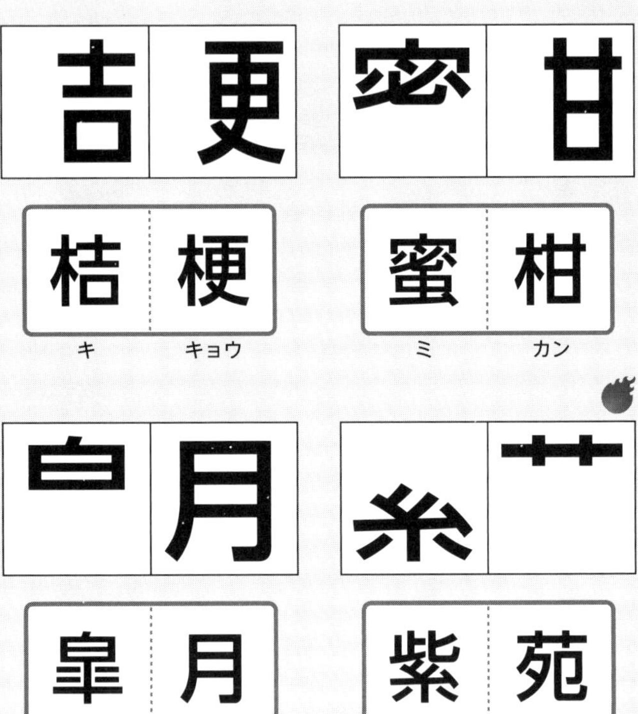

解説

「蜜柑」の読み方ははじめ、「ミツカン」とされていました。これは、蜜柑の味を蜜とたとえたことからとされています。やがて「ミツカン」から訛って、「ミカン」へと変化しました。

「皐月」は皐月躑躅（サツキツツジ）の略で、陰暦五月の別名「皐月」の字を使用して表記します。

5 問題

●植物を表す熟語ですが、漢字の一部が消えています。正しい漢字にして熟語を完成させましょう。

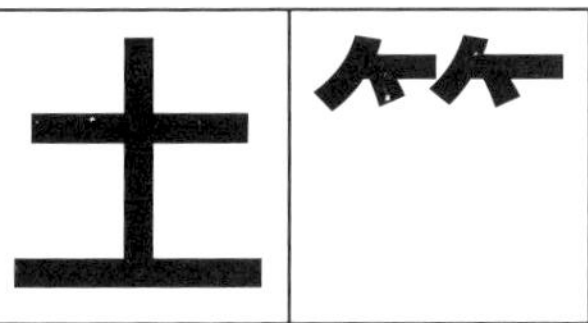

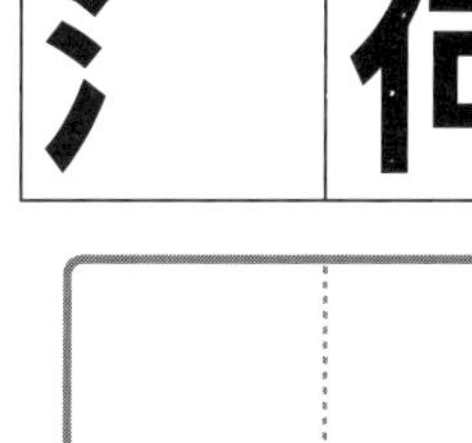

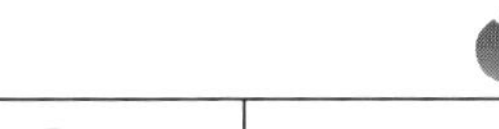

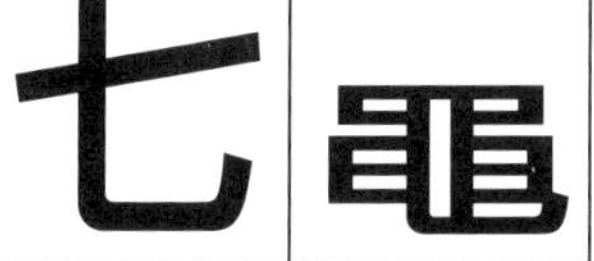

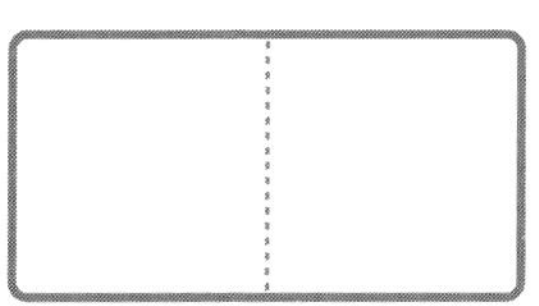

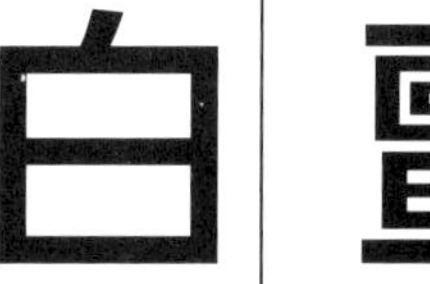

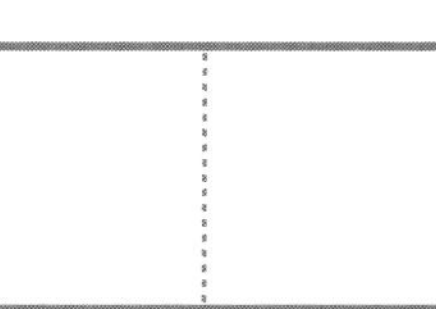

正答数

／4

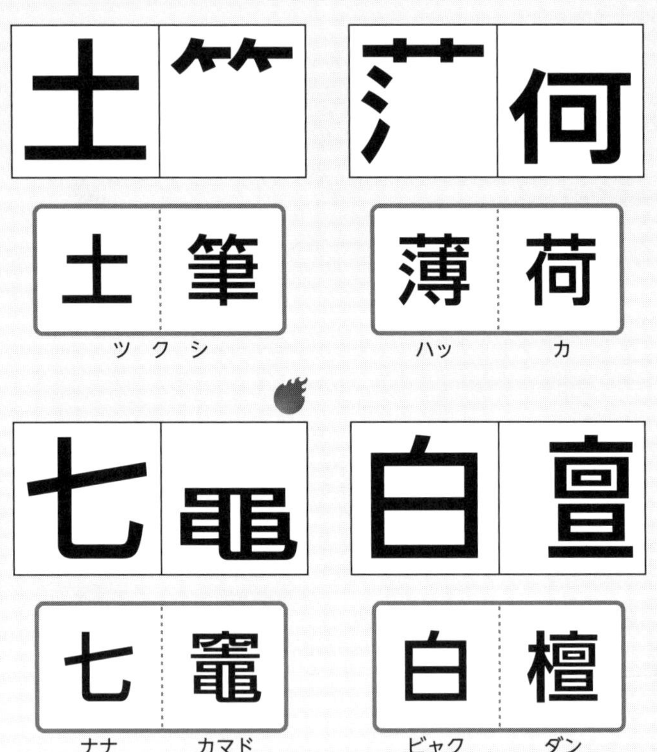

解説

「薄荷」は独特な香りをもつシソ科の多年草です。日本では「猫にマタタビ」ということわざがありますが、中国では「猫は薄荷のにおいをかいで酔っぱらう」という表現があります。

「土筆」は、早春、筆の先のような形をして生えることから、この漢字を使用して表記するようになりました。

6
問題

●植物を表す熟語ですが、漢字の一部が消えています。正しい漢字にして熟語を完成させましょう。

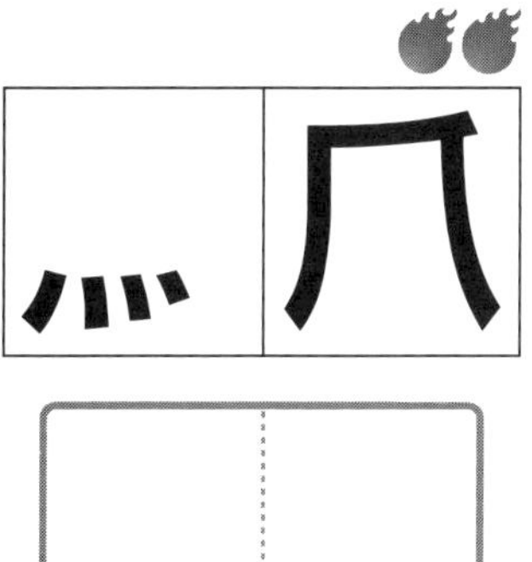

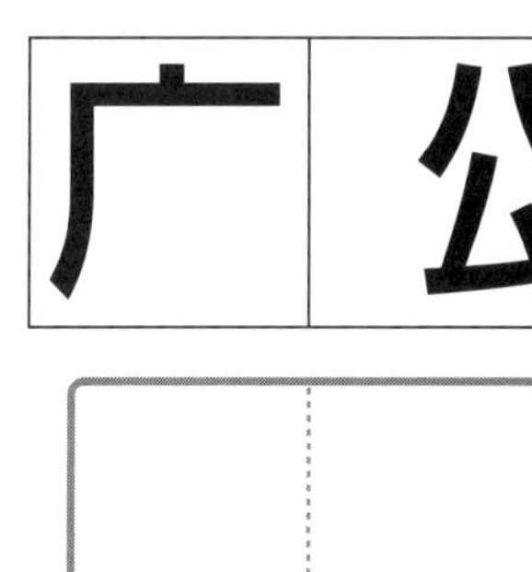

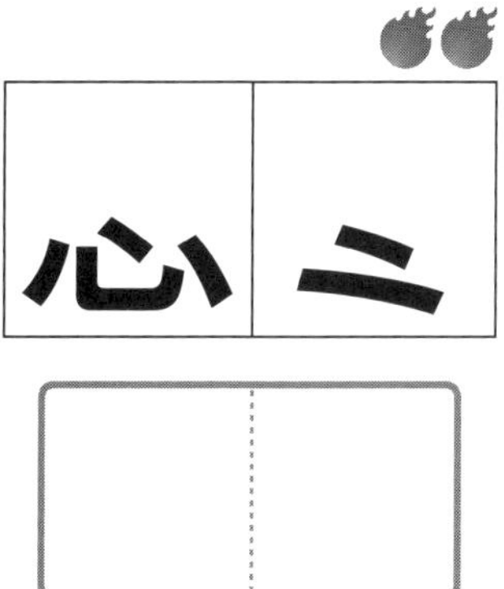

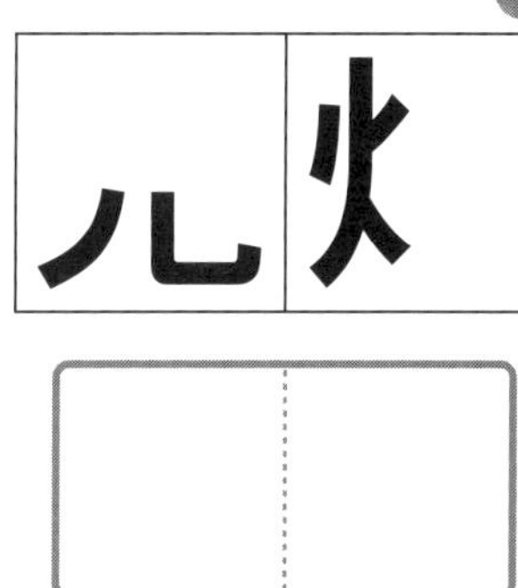

正答数

／4

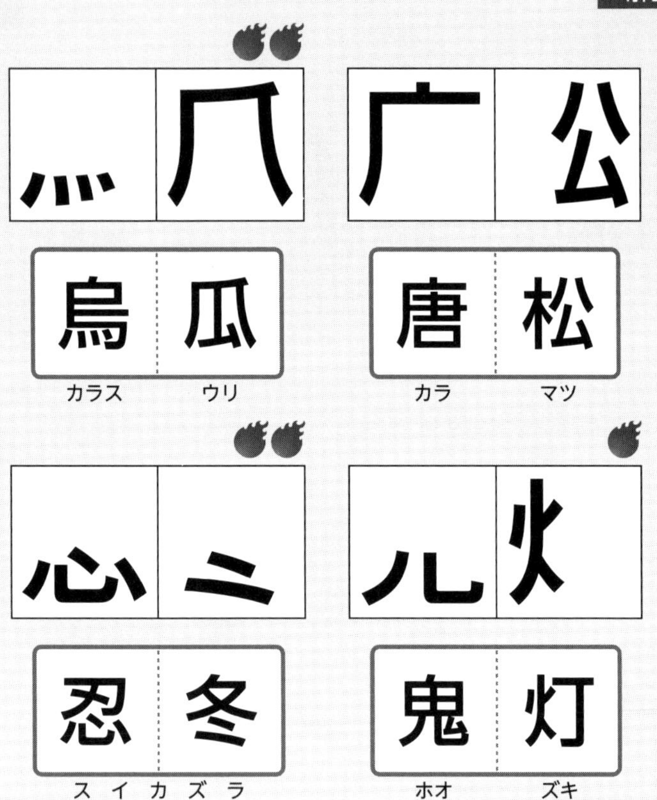

解説

「唐松」は分類上、マツ科カラマツ属で日本固有の針葉樹ですが、中国の絵画に出てくるマツに似ていることから、「唐」の字が使われています。

「忍冬」は別名「ニンドウ」とも呼ばれ、寒い冬を耐え忍んで越す姿から、この漢字表記が使用されるようになったとも言われています。

7 問題

● 果物を表す熟語ですが、漢字の一部が消えています。正しい漢字にして熟語を完成させましょう。

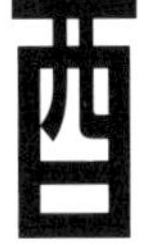

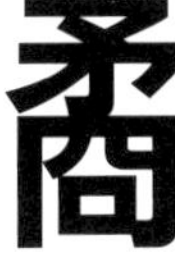

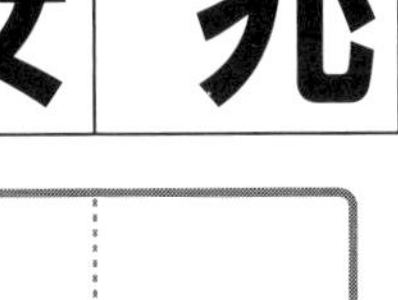

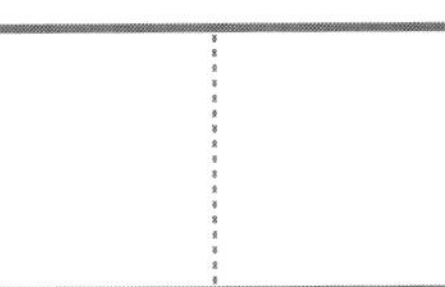

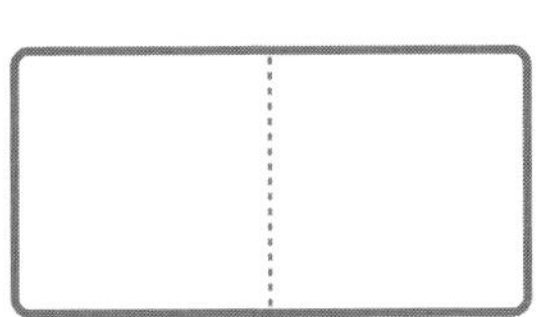

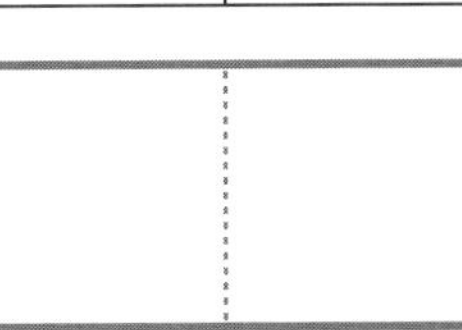

正答数

／4

分割漢字

7 解答

⺍女	兆

桜	桃

サクランボウ

酉	喬

酢	橘

ス　ダチ

木	留

柘	榴

ザクロ

八	屰

八	朔

ハッ　サク

解説

「酢橘」は、果汁を食酢として使用してきたことから「すだちばな」と呼ばれ、それが由来で「スダチ」と読むようになったとされています。

「桜桃」以外にも、桃の字を使う果物には、「扁桃（アーモンド）」や「獼猴桃（キウイ）」もあります。

8 問題

●果物を表す熟語ですが、漢字の一部が消えています。正しい漢字にして熟語を完成させましょう。

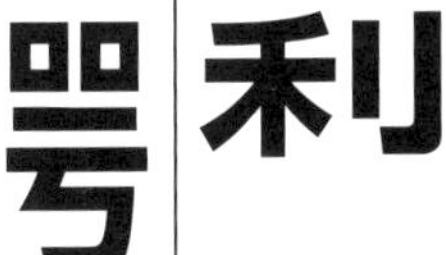
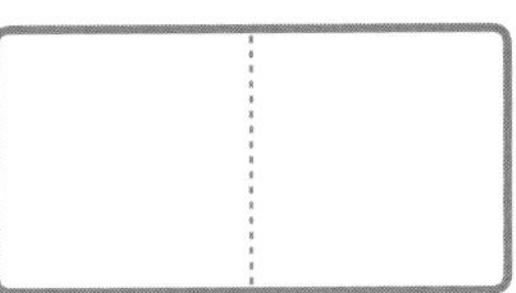
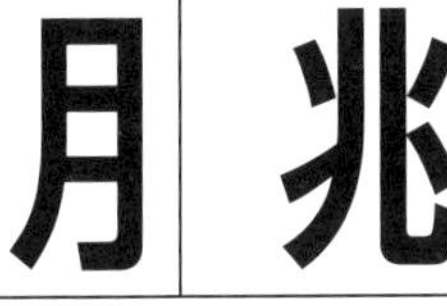
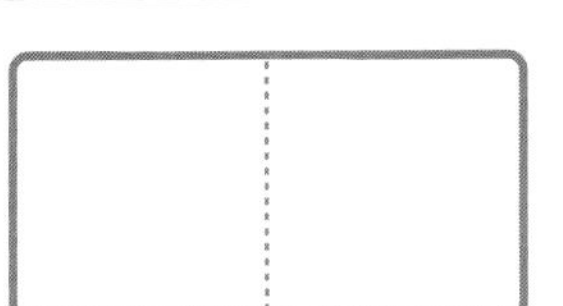
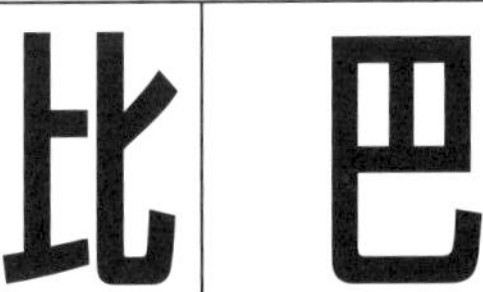
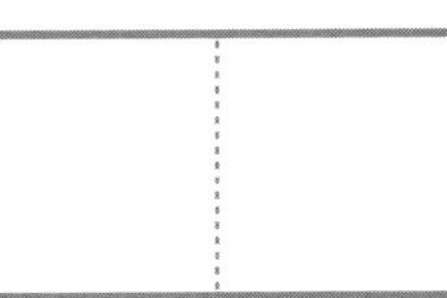
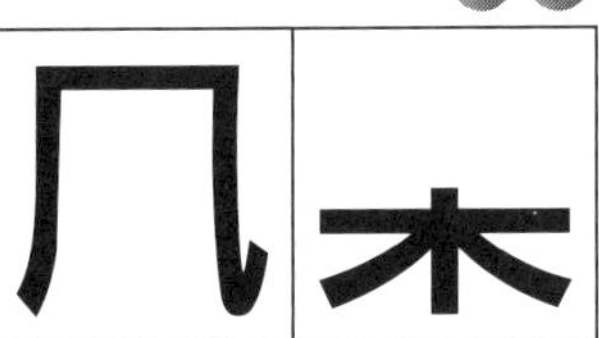
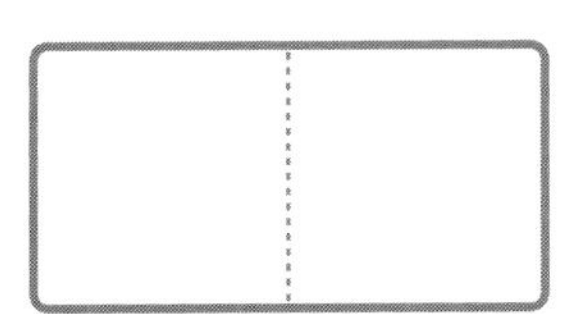

正答数

／4

分割漢字

8
解答

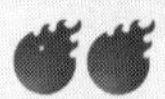

月	兆

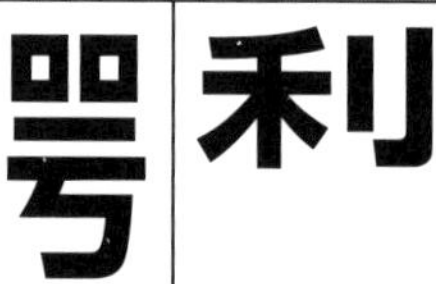

胡桃
クルミ

鰐梨
アボカド

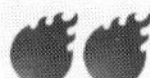

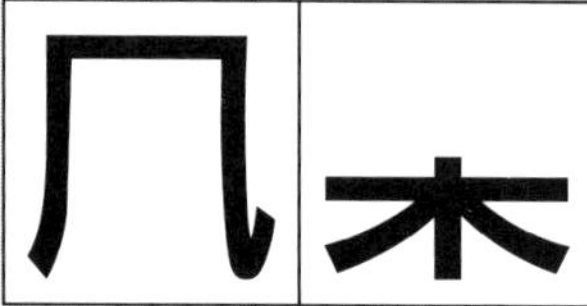

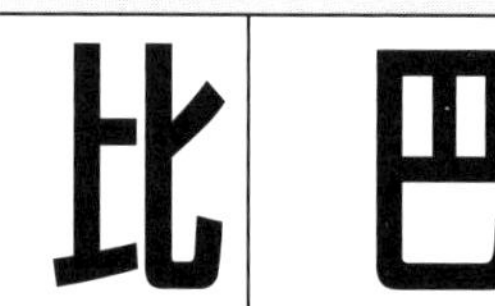

鳳梨
パイナップル

枇杷
ビワ

解説

アボカドはワニナシとも呼ばれます。これはごつごつした表面がワニに似ていることが由来です。
また、南国の果物は漢字表記にすると、難読漢字が多いです。「火龍果（ドラゴンフルーツ）」、「蕃瓜樹（パパイア）」、「芒果（マンゴー）」など。

1 問題

●□の中に漢字を書いて熟語を完成させましょう。矢印はヒントの方向を表しています。

				大	
	同		同		
				行	
		①↓急			車
権					
階		❷→直			行
					曲
手		勝	手		

ヒント

タテ①状況が急に変わり、物事が決着すること。

ヨコ❷類語は「短慮軽率（たんりょけいそつ）」。

正答数

／10

熟語パズル

1 解答

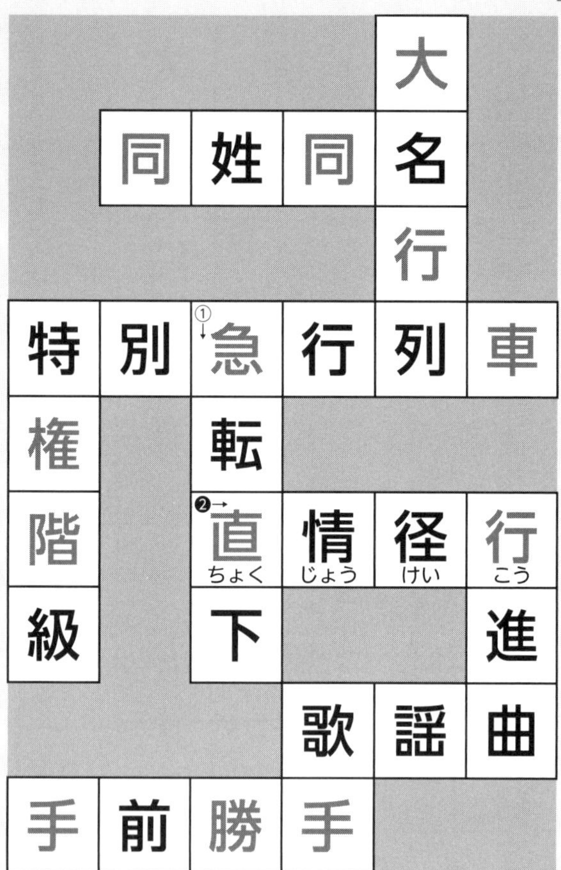

解説

「特別急行列車」という六字熟語を短くして「特急」と日常では使われます。「電車」は「電動客車」や「電動貨車」などの略称だったのが、一般名詞となり使われています。

2

問題

●□の中に漢字を書いて熟語を完成させましょう。矢印はヒントの方向を表しています。

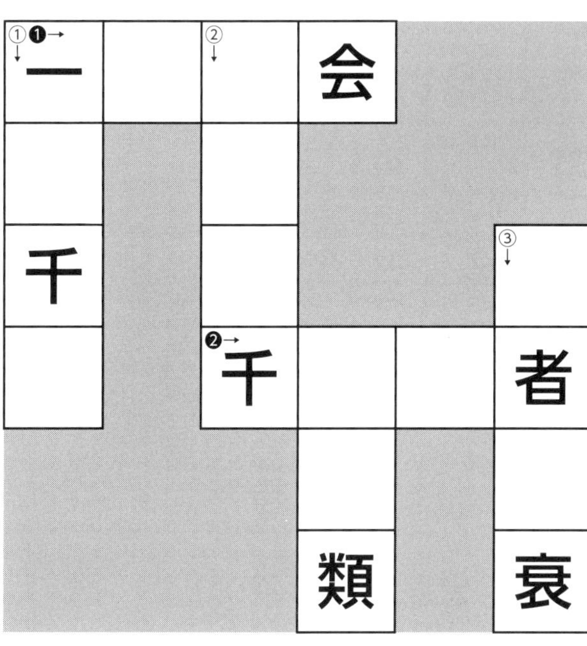

ヒント

タテ①一日が千年のように非常に長く感じられること。②一人で千人の敵を相手にするほどの強さがあること。③栄華を極めた者でもいつかは衰えるということ。
ヨコ❶一生に一回限りのこと。❷技芸にすぐれ多くの人に親しまれている演者のこと。

正答数

／6

熟語パズル

2 解答

①↓❶→ 一（いち）	期	②↓ 一	会		
日（じつ）		騎			
千（せん）		当			③↓ 盛（じょう）
秋（しゅう）		❷→ 千	両	役	者（しゃ）
			生		必（ひっ）
			類		衰（すい）

解説

漢数字の「一」がつく四字熟語は、数多くあります。例えば、一つのことをして同時に二つの利益を収める意の「一挙両得」や、短い月日を意味する「一朝一夕」などがあります。

3

問題

●□の中に漢字を書いて熟語を完成させましょう。矢印はヒントの方向を表しています。

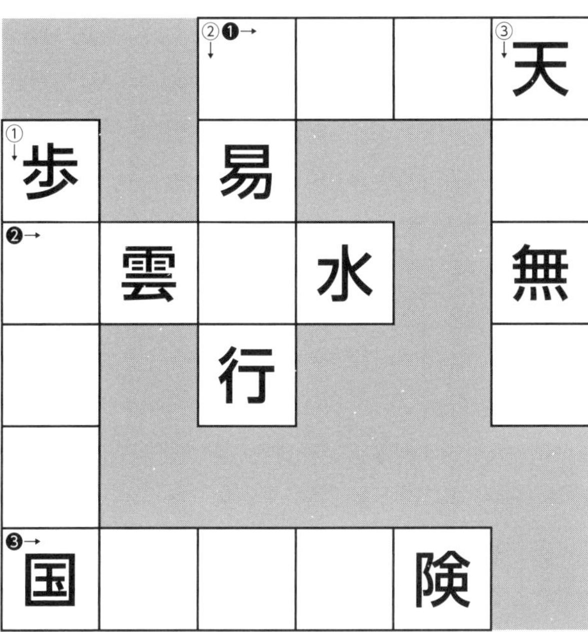

ヒント

タテ①通称「ほこてん」。②変わらないものと、変化し続けるもののこと。③世界に二つとないこと。世界に並ぶもののないほどすぐれていること。

ヨコ❶憎しみや恨みが深く、どうしても報復せずにはおかないこと。❷自然のままの姿。また、物事にこだわらず、なりゆきにまかせて行動すること。❸全国民が加入することになっている公的医療保険制度。

正答数

／6

熟語パズル

3
解答

		②↓ ❶→ 不（ふ）	倶（ぐ）	戴（たい）	③↓ 天（てん）
①↓ 歩		易			下
❷→ 行（こう）	雲（うん）	流（りゅう）	水（すい）		無
者		行			双
天					
❸→ 国	民	皆	保	険	

解説

「不易流行（ふえきりゅうこう）」は、芭蕉俳諧の基本理念の一つで、「不易」は永久不変の芸術の姿であり、「流行」は「不易」を求めて進展し流動する芸術の側面のことを意味します。「温故知新」との意味の違いに注意しましょう。

4
問題

	②❶→		化		
	十				
	❷→	書		経	
	節				
①❸→ 意			③ 天		設
				食	
					宅
長			縫		

ヒント

タテ①意味が深くて含蓄（がんちく）のあるさま。②1年を春夏秋冬に分け、さらにそれぞれを6つに分けて表したもの。③技巧の跡がなく、完全で美しい詩文などのたとえ。

ヨコ❶ CO_2。❷儒教で特に重要とされる経書の総称。❸意気込みが天をつくほどに盛んなさま。

正答数

／8

熟語パズル

4 解答

	②❶→ 二(に)	酸	化	炭	素
	十(じゅう)				
	❷→ 四(し)	書	五	経	
	節(せつ)				仮
①❸→ 意(い)	気(き)	衝	③ 天		設
味(み)			衣	食	住
深(しん)			無		宅
長(ちょう)			縫		

解説

昔、中国で教養豊かな青年が、月明かりの庭にいたところ、空から美しい織女が降りてきました。織女の着物には縫い目がなかったので、その理由を尋ねると、「天人の着物はもともと針や糸で縫ったものではないのです」と織女は答えました。この故事がもととなり、「天衣無縫(てんいむほう)」の四字熟語となりました。

熟語パズル

5
問題

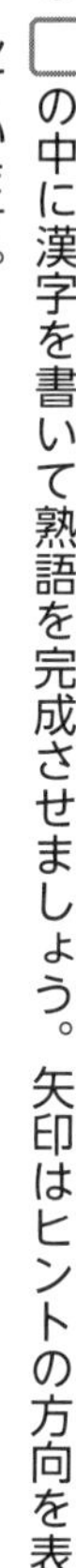
●□の中に漢字を書いて熟語を完成させましょう。矢印はヒントの方向を表しています。

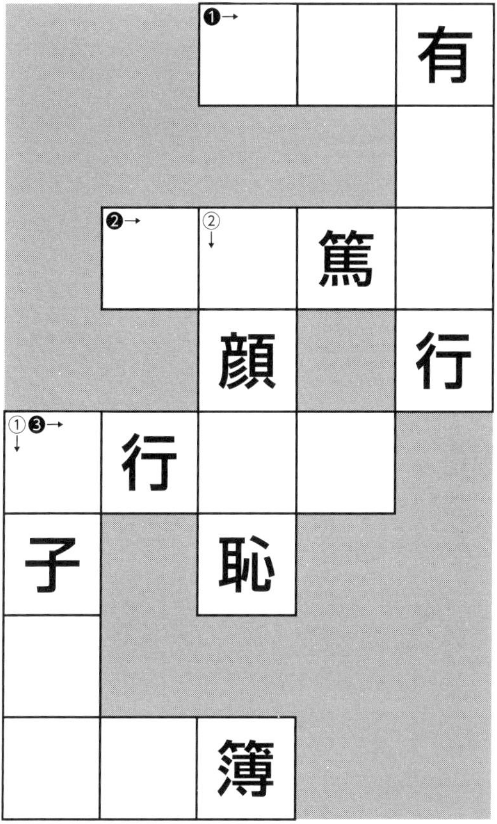

		❶→		有
	❷→	②↓	篤	
		顔		行
①↓❸→	行			
子		恥		
		簿		

ヒント

タテ①中国の春秋戦国時代の学者・学派の総称。②あつかましいさま。ずうずうしいさま。

ヨコ❶極めてまれなこと。❷おだやかな性格で情けが深いこと。❸万物はつねに移り変わること。

正答数

／7

熟語パズル

5
解答

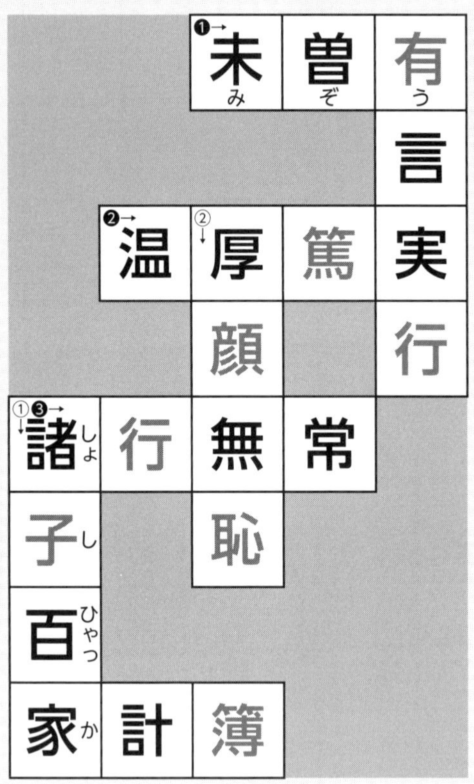

解説

二字熟語の「温厚（おんこう）」は、やさしく情け深いさま、「篤実（とくじつ）」は、人情にあつく誠実なことをいいます。情に厚いものと、面の皮が厚いとする「厚顔無恥（こうがんむち）」とでは、おなじ「厚」を用いるものの、その意味の違いから、「厚」の多様さを知ることができます。

熟語パズル

6
問題

●□の中に漢字を書いて熟語を完成させましょう。矢印はヒントの方向を表しています。

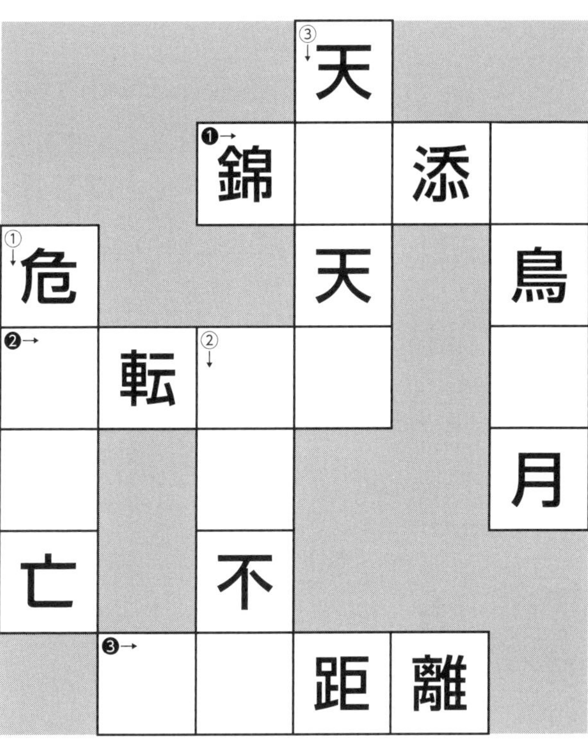

ヒント

タテ①危険が迫り、生きるか死ぬかの境。②まっすぐに立って、動かないこと。③この世。宇宙全体。

ヨコ❶よいものの上にさらによいものを加えること。❷難しい状態や問題が扱いやすく変わること。❸自動車がブレーキをかけて停止するまでに走行する距離。

正答数

／7

熟語パズル

6 解答

			③↓天		
		❶→錦（きん）	上（じょう）	添（てん）	花（か）
①↓危（き）			天		鳥
❷→急（きゅう）	転	②↓直	下		風
存（そん）		立			月
亡（ぼう）		不			
	❸→制	動	距	離	

解説

「天上天下唯我独尊」は、釈迦が生まれたときに言ったとされる言葉で、天地間（この世）に自分より尊いものはないという意味です。

●□の中に漢字を書いて熟語を完成させましょう。矢印はヒントの方向を表しています。

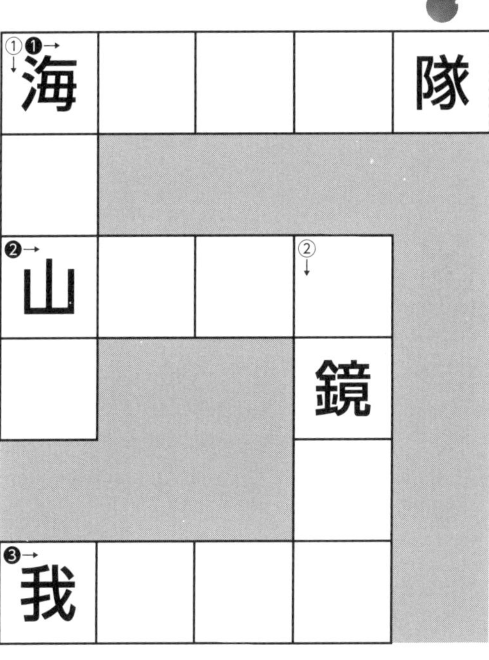

ヒント

タテ①いろいろな経験を積んでいて、ずるがしこいこと。また、その人。②心に邪念がなく澄みきっている状態のこと。

ヨコ❶防衛省の特別機関の１つ。❷山や水の景色が清らかで美しいこと。❸自分に有利なように強引に取り計らうこと。

正答数
／5

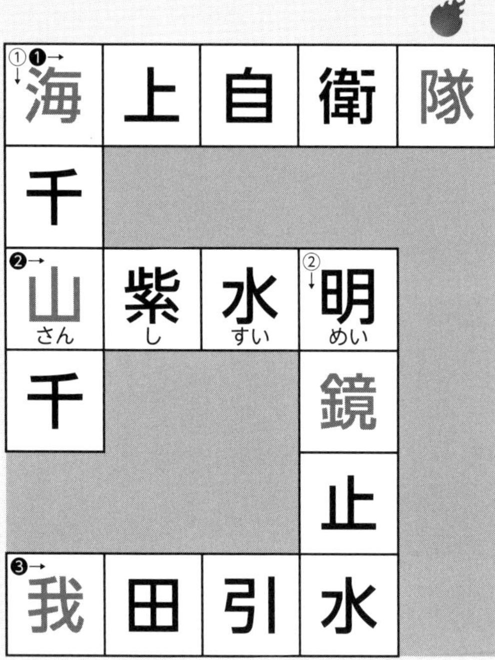

解説

「海千山千（うみせんやません）」はもともと、海に千年、山に千年すんだ蛇は竜になるという意から、また、「我田引水（がでんいんすい）」は、自分の田に水を引くことの意から転じて現在の意味になりました。もとの意味を知ることで、四字熟語の奥深さと多様な使用方法を知ることができます。

熟語パズル

8
問題

● □の中に漢字を書いて熟語を完成させましょう。矢印はヒントの方向を表しています。

①↓ ❶→	編	②↓	絶		
駄					
		❷→		③↓	没
		器		面	
	❸→	徳		心	

ヒント

タテ①仏教における護法神。②三つの貴重なもののこと。皇位継承権の象徴として、代々の天皇に受け継がれた三つの宝物（八咫鏡（やたのかがみ）・八尺瓊勾玉（やさかにのまがたま）・天叢雲剣（あめのむらくものつるぎ））のこと。③外見は恐ろしいが、内面は優しいこと。

ヨコ❶同じ書物をくり返して熟読、または愛読すること。❷突然現れたり消えたりすること。❸皆が共通の利益のために心を同じくして団結すること。

正答数

／6

熟語パズル

8
解答

①↓❶→ 韋(い)	編	②↓ 三	絶		
駄(だ)		種			
天(てん)		❷→ 神	出	③↓ 鬼(き)	没
		器		面(めん)	
				仏(ぶつ)	
	❸→ 一	徳	一	心(しん)	

解説

「韋編三絶（いへんさんぜつ）」はもともと、「史記」に収められていた故事から四字熟語になりました。孔子が晩年、易の書物を好んで何度も読み返したため、そのとじひもが三度も切れたことに基づいています。

数字を足し引きして熟語をつくる

1 問題

● ヒント中の「読み」を参考に、□の中の漢字を組み合わせてできる二字熟語を書きましょう。

例 配 ［8＋刀］ ＝ 配分

千 ［2＋甲］ ＝ □

［5＋口］ 輩 ＝ □

［7＋刀］ 断 ＝ □

［2＋10］ 者 ＝ □

［9＋車］ 道 ＝ □

ヒント

「8」を「八」と置きかえて、「八」と「刀」を上下にくっつけると、「分」になります。

読み　おうじゃ　きどう　せつだん　せんり　わがはい

正答数 ／5

数字を足し引きして熟語をつくる

1 解答

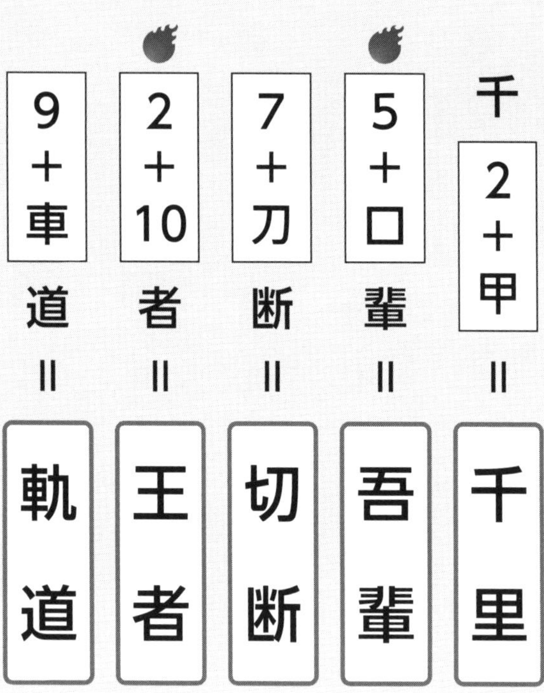

解説

「里」は距離を表す単位で、一里は約 4km、「千里」はその 1000 倍です。景色など遠くまで見渡すことができるという意味の「一望千里」や、悪い噂は瞬く間に遠くまで広まるという意味の「悪事千里」など、長い距離を表すときに使われます。

2
問題

●ヒント中の「読み」を参考に、□の中の漢字を組み合わせてできる二字熟語を書きましょう。

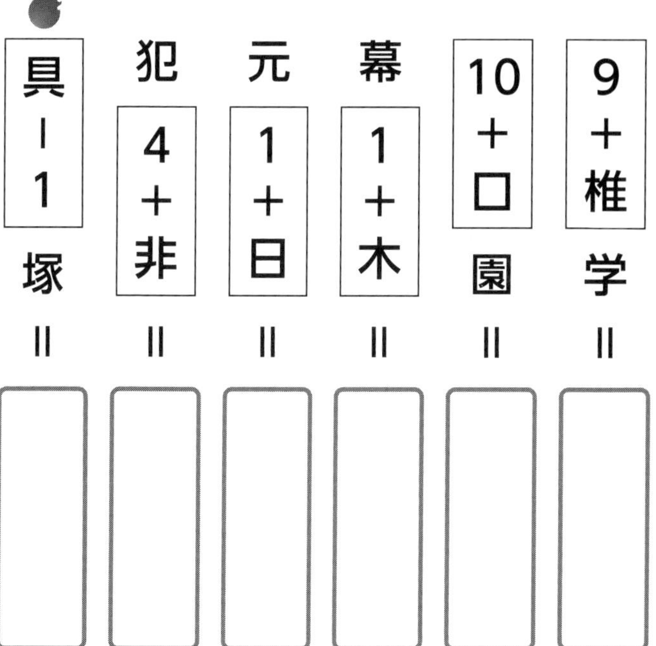

ヒント

「1」を漢数字の「一」にして加えたり除いたりすると、別の漢字ができます。

読み　かいづか　がんたん　ざつがく
でんえん　ばくまつ　はんざい

正答数

／6

数字を足し引きして熟語をつくる

2 解答

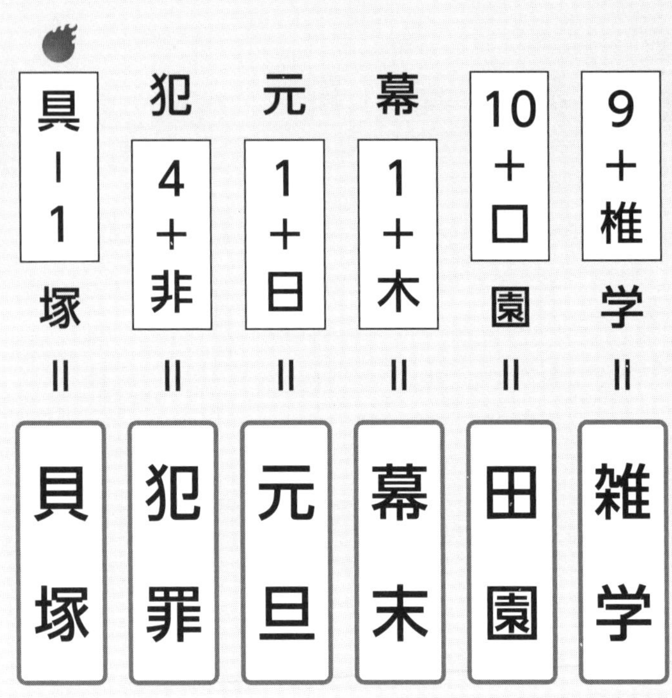

解説

「1」を「一」のように漢数字に変えて、加えたり除いたりすることで、似たような漢字を全く別の漢字にしていることがわかります。そのため、似ている漢字ほど、混同しないよう注意が必要です。

数字を足し引きして熟語をつくる

3 問題

●ヒント中の「読み」を参考に、□の中の漢字を組み合わせてできる二字熟語を書きましょう。

凝 10＋回 ＝ □

8＋丘 役 ＝ □

官 1＋史 ＝ □

漁 2＋人 ＝ □

札 東－1 ＝ □

生 9＋10＋米 ＝ □

ヒント

読み かんり きっすい ぎょうこ ぎょふ さつたば へいえき

正答数 ／6

数字を足し引きして熟語をつくる

3
解答

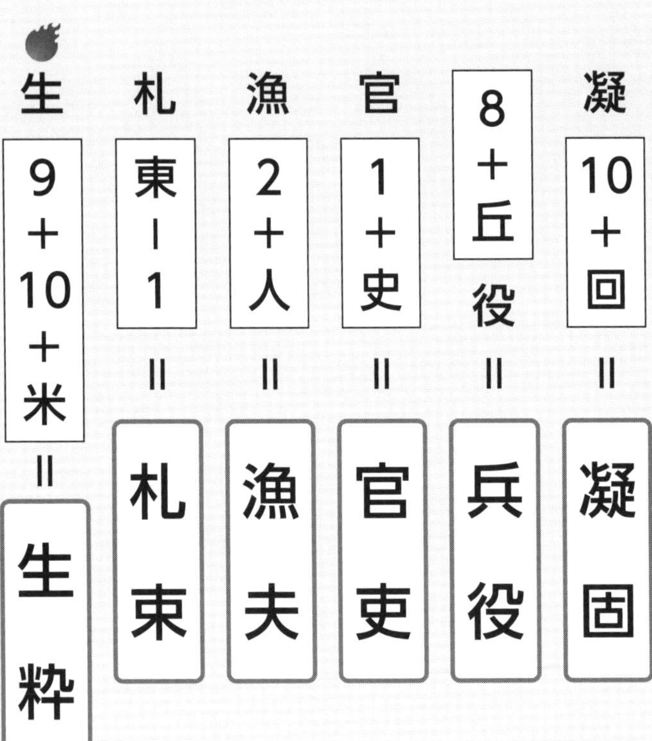

解説

中国の戦国時代、趙（ちょう）が燕（えん）を討とうとしたとき、燕の蘇代（そだい）が趙の恵文王（けいぶんおう）に、シギとハマグリが争っている間に両方とも漁夫に捕らえられてしまったという話をして、趙と燕が争えば、両国とも巨大な秦（しん）に取られてしまうと説きました。このことから、二者が争っている間に、第三者がその利益を横取りすることを「漁夫の利」といいます。

数字を足し引きして熟語をつくる

4 問題

●ヒント中の「読み」を参考に、□の中の漢字を組み合わせてできる二字熟語を書きましょう。

失 [10＋1＋隊] ＝ □

欠 [1＋仲] ＝ □

[9＋鳥] 尾 ＝ □

[酒－1] 落 ＝ □

[4＋維] 列 ＝ □

大 [伝－2] ＝ □

ヒント

読み　あくび　きゅうび　しっつい
　　　しゃれ　だいぶつ　られつ

正答数 ／6

数字を足し引きして熟語をつくる

4 解答

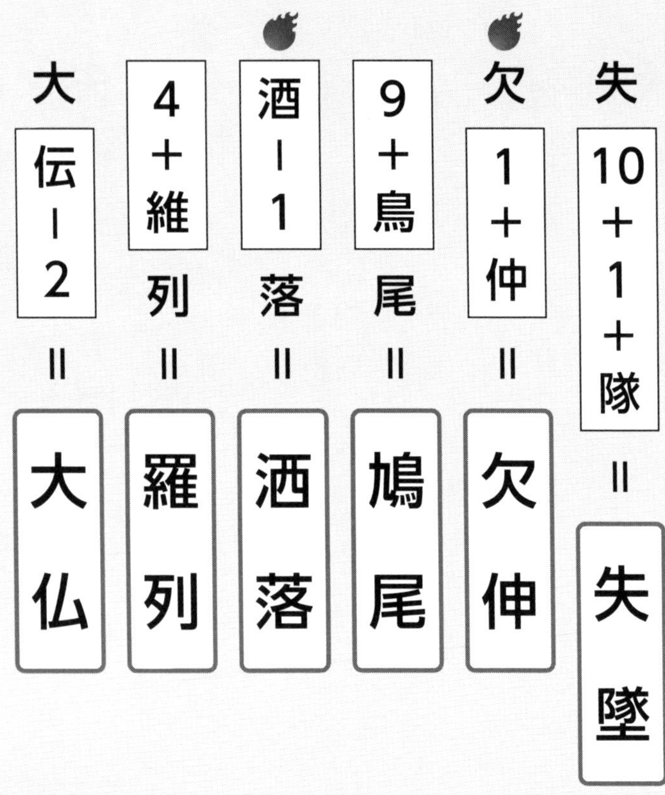

解説

「欠伸（あくび）」には、ほかにも「あくぶ」「あくびのびす」「けんしん」という読み方があります。「欠」は、人が体をへこませて口を開けている様子を描いたもので、「伸」は伸びる様子を表しています。まさにあくびをしているときの様子です。

数字を足し引きして熟語をつくる

5
問題

●ヒント中の「読み」を参考に、□の中の漢字を組み合わせてできる二字熟語を書きましょう。

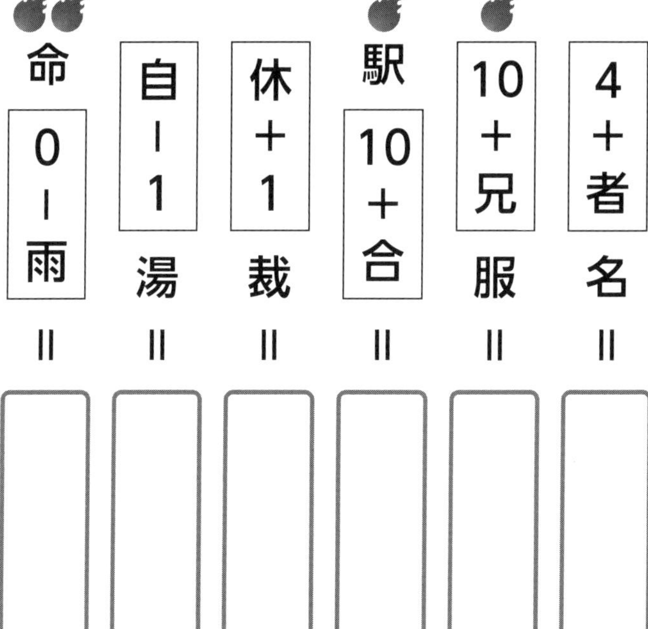

ヒント

読み　えきしゃ　こくふく　さゆ
しょめい　ていさい　めいれい

正答数
／6

数字を足し引きして熟語をつくる

5
解答

命
0(零)－雨
＝
命令

自－1
湯
＝
白湯

休＋1
裁
＝
体裁

駅
10＋合
＝
駅舎

10＋兄
服
＝
克服

4＋者
名
＝
署名

解説

「白湯（さゆ）」は熟字訓（じゅくじくん）です。熟字訓とは、熟語のそれぞれの漢字に読みをあてがうのではなく、2字以上の熟語に対して訓読みをあてがった読み方のことです。「白湯」はほかに「しらゆ」「はくとう」とも読み、沸かしただけの水、いわゆるお湯のことです。ただし、「パイタン」と読む場合には、豚骨などを煮込んだ白く濁ったスープのことをいい、中華料理などに用いられています。

画数シーソー

1

問題

●二つの漢字のうち、画数が多いほうの漢字に○をつけましょう。また、○をつけた漢字のいずれかを使って四字熟語を作りましょう。

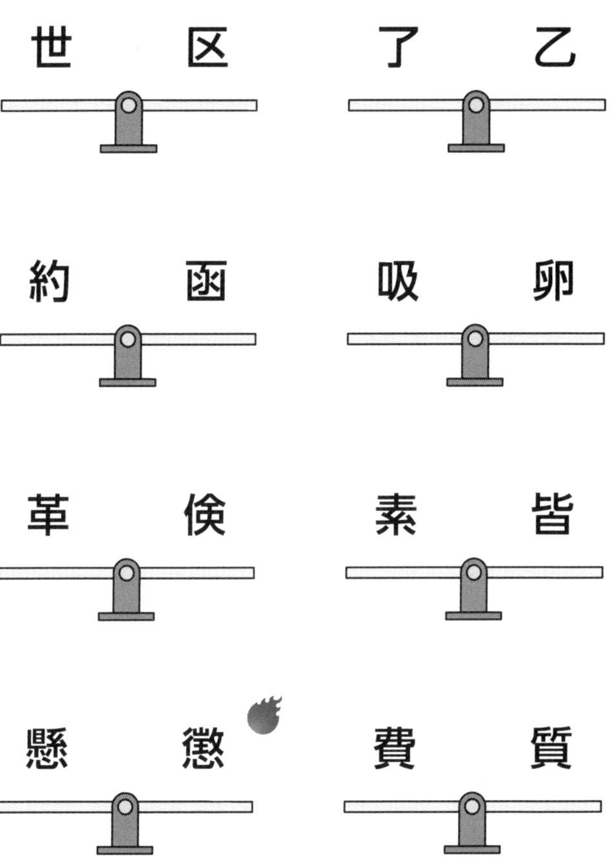

正答数

／9

画数シーソー

1 解答

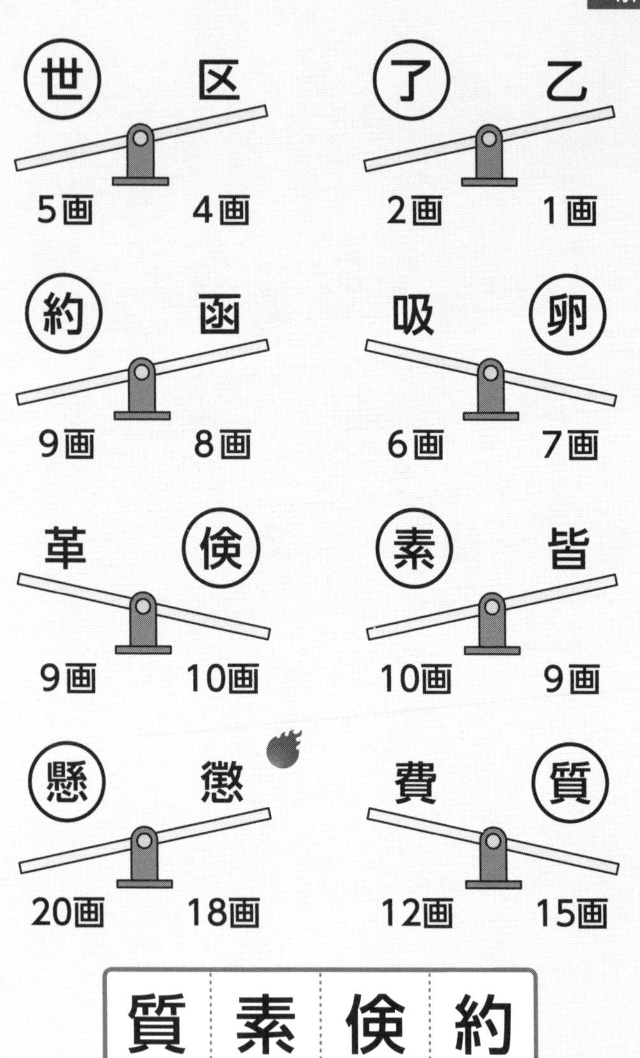

質	素	倹	約

画数シーソー

2
問題

●二つの漢字のうち、画数が多いほうの漢字に○をつけましょう。また、○をつけた漢字のいずれかを使って四字熟語を作りましょう。

遡　蔵	互　与
淵　巷	尊　爽
兎　独	唯　翁
我　瓦	凸　呉

正答数

／9

画数シーソー

2 解答

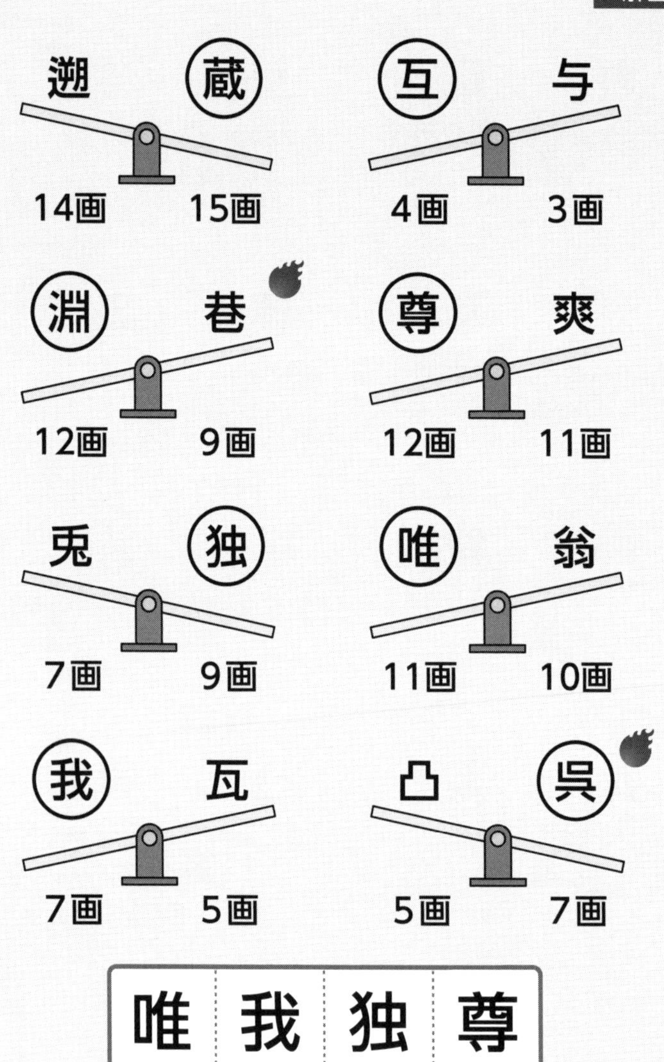

唯 | 我 | 独 | 尊

画数シーソー

3
問題

●二つの漢字のうち、画数が多いほうの漢字に○をつけましょう。また、○をつけた漢字のいずれかを使って四字熟語を作りましょう。

誤　粥

串　匡

骨　延

柵　壺

慶　錯

試　捞

仰　勾

片　行

正答数

／9

画数シーソー

3 解答

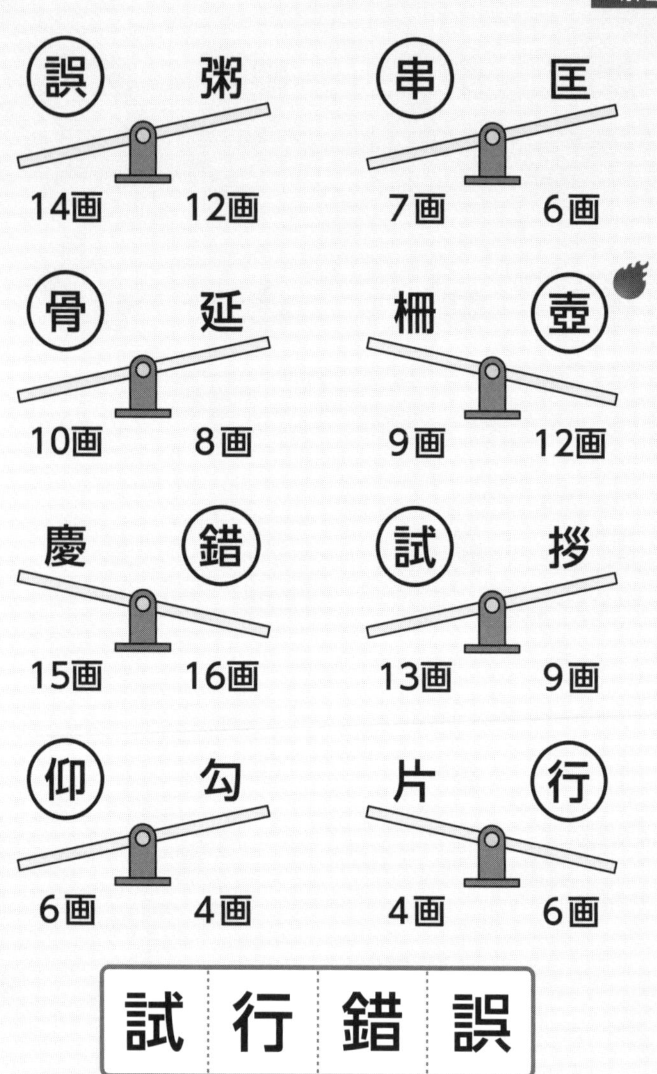

試 行 錯 誤

画数シーソー

4
問題

●二つの漢字のうち、画数が多いほうの漢字に○をつけましょう。また、○をつけた漢字のいずれかを使って四字熟語を作りましょう。

幣　巽

幽　沸

難　覧

堕　罷

奔　途

前　享

多　幻

皐　虐

正答数
／9

画数シーソー

4 解答

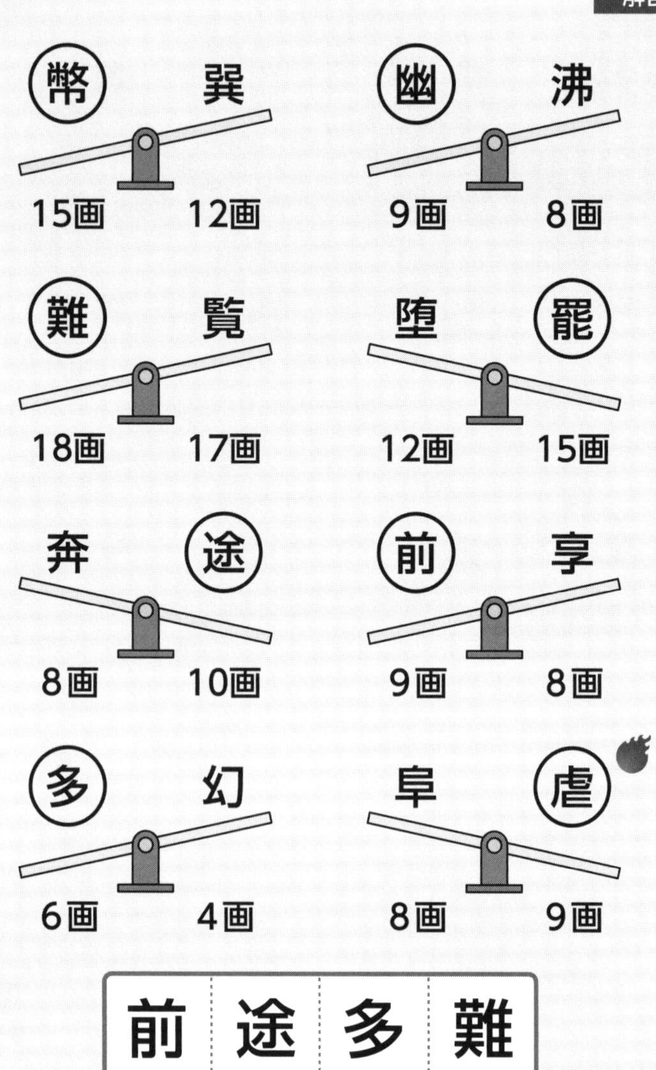

前途多難

主な参考文献およびURL

・研究社『漢字の使い分けときあかし辞典』
・公益財団法人日本漢字能力検定協会『漢検 漢字辞典』［第二版］
・公益財団法人日本漢字能力検定協会『漢検 四字熟語辞典』［第二版］
・中央公論新社『部首のはなし』
・中央公論新社『部首のはなし 2』
・東京堂出版『植物の漢字語源辞典』
・東京堂出版『動物の漢字語源辞典』
・東京堂出版『歴史から生まれた日常語の由来辞典』

・漢字文化資料館
https://kanjibunka.com/
・ことば研究館
https://kotobaken.jp/
・公益財団法人徳島県物産協会　徳島を味わう
https://tokushima-bussan.com/foods/
・毎日ことば plus
https://salon.mainichi-kotoba.jp/
・丸果石川中央青果株式会社
http://www.maruka-ishikawa.co.jp/fruits/items005/avocado.htm

本文イラスト・デザイン・DTP 協力
株式会社アクト
編集協力　株式会社エディット

脳トレ漢字クイズ

2023 年 12 月 10 日　初版第 1 刷発行

編　者　つちや書店編集部
発行者　佐藤　秀
発行所　株式会社つちや書店
〒 113-0023　東京都文京区向丘 1-8-13
電話 03-3816-2071　FAX 03-3816-2072
HP http://tsuchiyashoten.co.jp/
E-mail info@tsuchiyashoten.co.jp
印刷・製本　株式会社暁印刷

落丁・乱丁は当社にてお取り替え致します。